DE LA MÉDECINE LÉGALE.

DE LA
MÉDECINE
LÉGALE,

PAR M. VIGNÉ, *Docteur en médecine, Membre de l'Académie des sciences, belles-lettres et arts de Rouen.*

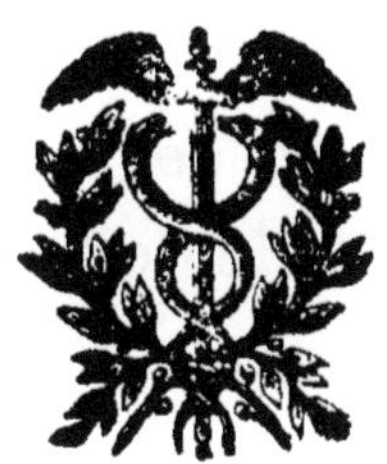

A ROUEN,
DE l'Imp. des ARTS, rue Beauvoisine, nº 88.

DÉCEMBRE 1805.

SE TROUVE

A PARIS, chez GABON et Compagnie, Libraires, place de l'École de Médecine,

A ROUEN, chez VALLÉE frères, Libraires, rue Beffroi, Nº. 22.

AVANT-PROPOS.

En lisant les écrits les plus modernes que nous ayons sur la Médecine légale, écrits auxquels je me plais à rendre hommage, j'ai conçu, peut-être vainement, l'espoir de traiter la même matière avec quelque succès.

Le desir d'être utile pouvait seul me porter à entreprendre ce travail, et me donner le courage de l'exécuter.

Je ne dois pas douter qu'un tel motif ne le fasse agréer des Magistrats et des Médecins éclairés auxquels je le dédie.

Je me suis, en général, efforcé d'être succinct.

Je n'ai fait qu'effleurer certains sujets qu'il ne me paraissait point convenable d'approfondir.

J'ai soigneusement évité ces peintures hideuses, ces histoires effrayantes, moins capables d'instruire, que d'allarmer la sensibilité.

J'ai saisi, lorsqu'elle s'est offerte, l'occasion d'indiquer des moyens de soulager et de guérir.

La décence devait sur-tout présider à la rédaction de quelques chapitres; je serais trompé, si l'on ne reconnaissait qu'elle ait effectivement guidé ma plume.

Par-tout, j'ai dû me montrer circonspect; je crois avoir satisfait à cette douce nécessité.

Quant aux autres qualités non moins essentielles à la perfection de cet ouvrage, je dois craindre qu'on ne l'en trouve pas suffisamment pourvu; mais aussi j'ai lieu d'espérer qu'ayant égard aux difficultés qui l'environnent, on voudra bien me juger avec indulgence.

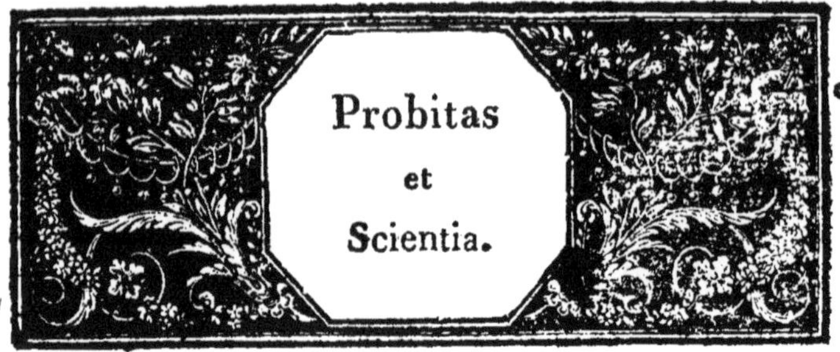

DE LA MÉDECINE LÉGALE.

On entend par Médecine légale, l'application des connaissances médicales aux lois civiles et criminelles.

Cette science assimile le médecin éclairé au magistrat érudit.

Sur les assertions du premier, se règle et se compose le jugement du second. Donc, à l'opinion du médecin, en matière de Jurisprudence médicale, est spécialement attaché le sort de l'accusé.

Cet honorable emploi suppose, de la part de celui qui l'exerce, assez de courage pour

A

abandonner le coupable à la rigueur des lois, assez de lumières pour y soustraire l'innocent.

Qui ne sentira combien, sous ce rapport, la médecine peut encore être utile, et combien il importe que le médecin possède toutes les qualités de l'esprit et du cœur ?

Mille occasions de désunion parmi les hommes ont dû les porter dans tous les temps à choisir, pour juges de leurs débats, les personnages les plus remarquables d'entre eux par une aptitude, une sagacité particulières.

De là sont émanés, sans doute, une instruction qui se rapportait à tout, et des moyens répressifs à l'aide desquels se rétablit, et se maintient l'ordre social.

La Médecine légale avait aussi probablement ses Jurisconsultes, tels au surplus que l'on peut supposer qu'ils étaient dans des siècles d'ignorance et de barbarie.

Il est aisé de juger, par la lenteur de ses progrès, combien, en général, il faut de temps à l'esprit humain, pour enfanter ses ouvrages, et les conduire à leur perfection.

Nous voyons, en parcourant les fastes de

l'art de guérir, qu'avant le célèbre Paul Zacchias, à bon droit appelé le fondateur de la Médecine Légale, cette science n'était encore revêtue d'aucun caractère, n'était encore assise que sur des bases incertaines et chancelantes.

Elle reçut un nouveau degré de solidité des Valentini, des Alberti, des Bohn, etc.; mais combien plus ne doit-elle pas aux dissertations des Petit, des Louis, etc; aux ouvrages de MM. Chaussier, Foderé, Belloc, et au traité posthume de Mahon?

Le médecin légiste devenant responsable, à l'humanité, de ses décisions, ne saurait avoir trop étudié, trop acquis. Il doit indispensablement réunir à la connaissance intime et minutieuse de l'homme, principal objet de ses travaux, celle des fonctions particulières à chacun de ses organes, des désordres nombreux dont ils sont susceptibles; des signes auxquels ces altérations se font reconnaître; de la matière médicale, source inépuisable de moyens curatifs, et par conséquent propre à l'éclairer sur la sagesse ou la défectuosité du traitement, dans certaines maladies accidentelles, soumises à l'inspection juridique ; de la chymie, qui lui découvrira la nature des corps étrangers sur l'action desquels il sera requis de prononcer ; enfin des lois de son pays, pour savoir ce qu'elles tolèrent, ce qu'elles permettent, ce qu'elles défendent.

Le serment auquel on l'astreignait autrefois, ne me présente en soi rien d'utile, l'auguste fonction de juger ses semblables, n'appartenant qu'à des hommes dont les talens et l'impartialité sont bien connus.

On imagine aisément que ces deux conditions n'ont de valeur réelle qu'autant qu'elles se trouvent réunies. La science sans une probité à toute épreuve, comme la probité par excellence sans connaissances étendues et solides, ne pourraient produire l'une, qu'une opération au moins suspecte, l'autre qu'un travail au moins inutile, et quelquefois même dangereux.

Les erreurs commises par certaines matrônes, relativement au viol, à la grossesse, etc., prouvent la nécessité de ne consulter à cet égard que des praticiens qui depuis long-tems font une étude sérieuse de toutes les parties de la médecine, et de son exercice assidu, leur premier devoir.

Si quelqu'un, par décence, élève la voix contre cette exclusion des femmes, dans les occasions même où la pudeur paraît en quelque sorte n'admettre qu'elles, et rejetter tout autre ministère que le leur; on lui répondra que la gravité du sujet l'emporte sur cette considération, qui d'ailleurs s'efface aux yeux du médecin, scrupuleusement occupé du soin de remplir dignement sa tâche.

Ami des mœurs, dont il doit l'exemple, et de la vérité, dont il est l'organe, il saura respecter les premières, et présenter la seconde sous les dehors simples et majestueux qui la font reconnaître.

Instruit, prudent, judicieux, expérimenté, il usera de ses lumières pour expliquer la cause commune ou extraordinaire d'une mort inopinée, pour dévoiler de fausses dépositions, des maladies feintes; de sa prudence, pour ne prononcer qu'après avoir mûrement réfléchi; de son jugement, pour apprécier toutes les circonstances d'un assassinat présumé; de son expérience, pour prédire les suites que pourraient avoir telle blessure, telle contusion, dont il aura désigné le siège, la grandeur et l'espèce, (1) ou telle impression morale faite par méchanceté, légéreté, etc., sachant que c'est spécialement sur la durée de la maladie que se mesure l'indemnité à laquelle on oblige le coupable envers l'affligé.

Il évitera de porter un pronostic que l'avenir pourrait démentir, et même il avouera

---

(1) Une blessure peut être profonde ou superficielle, pénétrer jusques dans les cavités thoracique, abdominale, etc., jusques dans les articulations, etc., ou se borner à leur face extérieure.

Une contusion peut être légère ou grave, contenue dans des bornes étroites, ou embrasser un espace considérable, être suivie de peu de gonflement, ou d'une élévation prodigieuse de la partie lèsée.

Les blessures et les contusions peuvent aussi se trouver compliquées d'hémorragie, de fractures internes ou externes, etc.....

Toutes ces choses méritent une égale attention. Il est donc essentiel de n'en négliger, et de n'en omettre aucune.

On s'abstiendra d'interroger le malade, si l'on a lieu de craindre qu'il ne puisse répondre, sans s'exposer à l'augmentation des accidens qu'il éprouve, et l'on ne perdra pas de vue que l'examen de ces mêmes accidens ne doit se faire qu'avec une extrême dextérité.

son embarras et l'impossibilité d'émettre son opinion sur-le-champ, pour peu que le fait lui paraisse exiger cette sage précaution.

Il s'exprimera sur-tout dans ses rapports avec beaucoup de netteté, de précision, de candeur.

Tout terme figuré, toute interprétation oiseuse, équivoque, sont irrévocablement proscrits.

La vérité veut paraître ce qu'elle est, elle dédaigne l'emphase, l'ornement, et ne sympathise point avec l'obscurité.

La dernière des trois principales lois de l'Egypte, relative à la justice civile, défendait aux plaideurs ce langage insidieux, inventé par l'astuce et la mauvaise foi. Ils étaient tenus d'exposer leur cause avec briéveté, clarté, solidité.

Tout ne porte-il pas le médecin légiste à se tenir toujours à l'ombre de cette loi, dictée par la droiture, et fondée sur la connaissance de l'esprit humain ?

Il saura pareillement douter ou affirmer à propos, selon que l'objet de son attention excitera plus ou moins de confiance ou de perplexité.

Il ne communiquera, ne révélera à qui que ce soit, le témoignage ou le secret qu'il a transmis au Tribunal compétent, eu égard aux effets que produirait son indiscrétion, soit qu'elle fît sentir au coupable la nécessité de se soustraire au châtiment qu'il a mérité, soit qu'elle favorisât les moyens évasifs qu'il pourrait avoir inventés au détriment de l'accusateur.

Il n'oubliera pas de s'informer, comme on a souvent occasion de le faire, à la suite des querelles qui s'élèvent dans la classe la plus nombreuse, si le plaignant n'aurait pas été lui-même agresseur, et dira s'il est venu faire sa déposition, si, au contraire, il a fallu se transporter à son domicile, où le trouvant au lit pour l'ordinaire, il s'agit de reconnaître si ce ne serait pas une ruse de sa part, s'il n'aurait point essayé de prendre ce parti pour donner à la faute une apparence de gravité, et obtenir, à la faveur de cette honteuse affectation, une indemnité plus conforme à ses intérêts.

Le fait suivant montre à quel point on peut porter la scélératesse et la fourberie.

Un jeune homme ayant reçu deux coups à

la tête dans une rixe particulière, se flatta de tirer, à son gré, du coupable, une réparation pécuniaire. En conséquence, il feignit un accablement pareil à celui qui résulte souvent de la lésion de l'organe cérébral. L'ordre de saigner sans délai le fit sortir si promptement de son état prétendu comateux, que le médecin en conçut une juste méfiance. La force du pouls, la chaleur de la peau, qui l'avaient déterminé à proposer la saignée, n'étaient que l'effet d'un breuvage très-échauffant qu'avait pris le misérable, pour en imposer plus efficacement.

Est-il question d'établir l'impossibilité dans laquelle une personne se trouve, à raison de maladie, etc., de comparaître comme témoin, ou comme accusée? le médecin le fera de manière à persuader les juges de la nécessité de l'exemption.

On appelle ces attestations exoënes ou certificats d'excuse.

Un assassin relégué dans le fond d'un cachot au milieu des plus épaisses ténèbres, semble-t-il menacé d'une mort prochaine, par le défaut d'un air respirable; la loi qui veut être satisfaite, et plus encore l'humanité, présente à tous les instans de sa triste destinée, demandent qu'il lui soit permis de revoir la lumière, et de participer avec les autres hommes, aux avantages de l'élément par lequel tout vit dans la nature.

Le médecin s'empressera donc d'exposer la nécessité d'accorder au prisonnier une retraite moins insalubre, mais de manière à ne pas compromettre la responsabilité des gardiens, et, ce qu'il y a de plus important encore, la sécurité publique.

Puisse-t-on, en lisant ces recherches, être pleinement convaincu que l'exercice de la Médecine légale n'admet point de talens médiocres, de sentimens ordinaires, et qu'elle exclut de son domaine toute ame faible et susceptible de se laisser corrompre !

Impuissance et stérilité.

L'impuissance et la stérilité pouvant entraîner la dissolution du mariage, il est fort essentiel d'en connaître toutes les causes, et de savoir distinguer l'impuissance et la stérilité curatives, de celles qui ne sont susceptibles d'aucune espèce de traitement.

Les parties sexuelles sont exposées à bien des vices de conformation, que l'on ne saura distinguer et estimer, qu'autant que l'on aura une connaissance préliminaire de ces mêmes organes dans leur état d'intégrité et de perfection.

Par exemple, on connaît chez l'homme la situation, la direction, la structure, les usages du pénis, des organes qui préparent l'humeur prolifique, et de ceux que l'on croit aujourd'hui généralement en être les réservoirs.

On connaît également, chez le sexe, la disposition des organes de la génération, tant accessoires que rigoureusement nécessaires.

Il ne sera pas difficile d'apercevoir les égaremens de la nature, s'ils sont extérieurs; et quand ils seraient internes, on pourrait s'en convaincre par le raisonnement.

Mais comme, en pareille matière, il ne faut rien abandonner au hasard, comme on doit toujours redouter jusqu'à la moindre erreur, tout ce qui n'est pas sensible à la vue, au toucher, sera désigné comme un objet de méfiance et d'incertitude.

On a des exemples, rares il est vrai, de l'absence naturelle du penis.

A sa place on a vu certaine production qui

ne ressemblait point du tout à ce que cet organe est ordinairement. (1)

Quelquefois il présente une obliquité, une briéveté, une exiguité contre nature, ou l'excès contraire; ou bien il péche par le trop ou le trop peu d'énergie requise pour l'acte de la génération.

Quelquefois son appendice adhère à toute la surface interne du repli cutané qui la recouvre.

De cette disposition résulte, dans la cohabitation, une douleur aiguë, obstacle puissant à l'émission du principe régénérateur.

Quelquefois l'ouverture dont est percé à son sommet le repli de la peau du penis se trouve étroite au point de ne laisser qu'une issue difficile aux fluides destinés à sortir par le canal de l'urètre.

Quelquefois aussi l'orifice externe du méat urinaire est situé au-dessus, au-dessous du gland.

M. Belloc cite un exemple de cette dernière espèce de perforation insolite.

---

(1) M. Foderé dit avoir traité d'une incontinence d'urine un soldat qui n'avait, au lieu du pénis, qu'un bouton en forme de mamelon par lequel se terminait l'urètre.

Le sujet a laissé quatre enfans qui lui ressemblaient parfaitement. Deux d'entre eux sont affectés du même vice de conformation.

On voit que cette erreur de la nature n'est qu'une cause relative d'impuissance, et l'on doit penser qu'elle a été favorisée, dans le cas précédent, par la direction autrement vicieuse de l'utérus.

L'histoire suivante pourrait avoir avec celle-ci un très-grand rapport.

Deux époux n'ayant pu se donner de rejettons acquirent cependant, le mari par un commerce illégitime, la femme par une seconde alliance contractée après la mort de son mari, la conviction entière de la faculté qu'ils avaient de se reproduire, deux enfans ayant été, de part et d'autre, le produit de ces nouvelles habitudes.

Si donc, parmi les causes que je viens d'exposer, il en est d'absolues et de relatives, de même il en est de guérissables et d'incurables.

Celles que l'on peut espérer de guérir sont le phymosis, l'anaphrodisie, le satyriasis que l'on retrouve sous une autre forme dans la fureur utérine.

La privation du pénis et l'adhérence considérable de cet organe au repli qui ne lui est que contigu dans l'état naturel, sont incontestablement deux causes incurables et absolues d'impuissance. Mais ce ne sont pas les seules auxquelles on puisse imputer ce tort irréparable.

L'état squirreux des didymes, celui même des épididymes, la maigreur des premiers, leur extrême ténuité, leur atonie complète, leur absence accompagnée de tous les signes qui caractérisent l'homme émasculé (1), l'obstruction, l'endurcissement des canaux déférens, leur absence et celle des vaisseaux spermatiques, la flétrissure des vési-

(1) La nécessité des didymes pour la reproduction de l'espèce, est prouvée par la stérilité des individus auxquels la nature a refusé ces organes, et par la nullité absolue de ceux que l'on osa s'arroger le droit cruel de mutiler.

Mais en supposant que les didymes ne se trouvassent point chez un adulte dans la place qu'ils occupent ordinairement, il ne faudrait pas en conclure qu'il en fût dépourvu, si d'ailleurs on voyait en lui la force réunie à la vivacité.

Plus d'un auteur célèbre rapporte qu'il s'est rencontré des hommes chez lequels les didymes étaient restés dans la cavité du bas-ventre, et que ces mêmes hommes avaient paru beaucoup plus enclins que les autres aux plaisirs de l'amour. On pourrait en donner les raisons suivantes: 1° les didymes plus

cules séminales, sont aussi des causes éternelles d'inaptitude à la procréation de son espèce.

Il est aisé de juger qu'il serait au moins imprudent d'asseoir une opinion positive sur le simple soupçon de ces deux derniers signes, dont il n'appartient qu'à l'observation anatomique de vérifier l'existence.

Je me dispenserai d'en citer d'autres, effets de l'inconduite, ou suites momentanées d'affections ordinaires, et communes à toutes les parties du corps.

Le sexe n'est pas plus exempt que nous d'imperfections physiques, sujets trop fréquents du deuil étendu sur la couche nuptiale.

On a vu les parties externes de la génération, resserrées au point d'empêcher absolument l'introduction du pénis, le canal destiné à le recevoir, ne former lui-même qu'une masse dure, compacte et sans cavité, quelquefois s'ouvrir dans l'intestin rectum, etc. Ce sont là sans doute autant de causes d'impuissance; ainsi que l'absence de l'utérus, ou son extrême petitesse, son imperforation, son défaut de cavité, sa consistance squirreuse,

---

voisins du cœur, doivent en éprouver plus vivement l'influence; 2° excités par une plus grande chaleur, ils doivent servir plus efficacement à la secrétion de l'humeur prolifique.

sa contorsion, à quoi même on pourrait ajouter l'absence, ou la callosité des trompes et des ovaires, de l'un et de l'autre côté, sont autant de causes de stérilité.

La connaissance de ces dernieres est encore réservée à l'autopsie cadavérique.

Comme causes d'infécondité présumable, on regarde l'extrême petitesse des mamelles ou leur presque nullité, l'aménorrhagie et le cas contraire qui ne sont pourtant pas incompatibles avec l'espoir de devenir mère.

Au rang de ces diverses causes, peuvent également se mettre certaines infirmités particulières, telles que la leucorrhée, les ménorrhagies constantes, l'hydropisie, les tympanites vraie et fausse de l'utérus, les polypes, sarcomes, cancers, ulcères, etc., pour la connaissance desquels on lira les traités d'Heister, Astruc, Levret, Hèvin, etc.

Peut-on penser sans indignation qu'il fut un temps où plus d'un époux, accusé d'impuissance par sa femme, se soumettait à l'obligation de lui prouver le contraire, en quelque sorte publiquement, sans doute par excés d'affection pour elle, et dans l'espoir de n'en être pas séparé?

Il est bien surprenant qu'un usage si opposé à la décence et à tous les principes de la raison, n'ait pas été détruit dès son origine, et qu'il ait encore fallu, pour le proscrire, toute la force de l'éloquence ; je dirai même, l'assemblage hideux de tous les traits d'une institution avilissante et stérile.

Le médecin légiste, époux et père, sentira tout le poids du fardeau dont le charge la loi, quand elle emploie ses connaissances à la rupture d'un nœud que nous jugeons moralement indissoluble.

Cependant il n'hésitera pas de s'énoncer avec franchise, sacrifiant sa vive et juste répugnance, à l'amour de l'ordre.

Si, dans un même individu de l'espèce humaine, on rencontrait cette réunion parfaite des deux sèxes, cette double faculté d'engendrer en soi et hors de soi, alors existerait la preuve d'une augmentation extraordinaire de puissance et de fécondité. Mais il en est tout autrement de ceux que l'on aurait pu distinguer du reste des hommes, sous le nom d'hermaphrodites, puisque plus ils ont présenté d'organes génitaux de l'un et de l'autre sexe, plus on est demeuré convaincu qu'ils avaient été, par l'imperfection de ces organes, condamnés à une impuissance éternelle.

Virginité, défloration, viol.

On a comparé la virginité à une fleur délicate, et l'on a nommé défloration la perte de cette fleur par une cohabitation volontaire ou tacitement consentie.

Cherchons s'il est des signes certains de la virginité, s'il est des signes démonstratifs de la défloration.

L'intégrité de l'hymen et des parties environnantes semble résoudre affirmativement la première question; mais il s'en faut bien que ce soit un signe certain de continence, l'union des deux sèxes pouvant avoir lieu sans laisser la moindre trace. Cette assertion est pleinement confirmée par les DLXXXIII et CDLXXXIX^{es} Observations de F. Mauriceau, et celle qu'en Brumaire de l'an XI. M. Nysten a fait insérer dans le cinquième volume du *Journal de Médecine*, sur une grossesse de l'ovaire dans une jeune fille dont l'hymen était intact, et permettait à peine l'introduction du petit doigt dans le canal anti-utérin.

Le déchirement de l'hymen et la formation des caroncules myrthiformes, prouvent-ils que la cohabitation ait eu lieu ?

Il faudrait connaître bien peu l'histoire des passions et des erreurs dans lesquelles elles entraînent, pour ignorer par combien de moyens cette membrane peut être affectée.

On a remarqué que les caroncules, susceptibles d'être citées comme des jeux de la nature, étaient lisses et arrondies, tandis qu'elles se terminent en pyramides et présentent des bords irréguliers, quand elles sont le résultat de la violence. Mais dans ce dernier cas, il s'agirait encore de reconnaître à quelle espèce de violence elles sont dues, et c'est un point sur lequel toute la perspicacité peut se trouver en défaut.

Convenons donc que rien n'est plus incertain que les signes de la virginité, et que ceux de la défloration ne sont pas moins équivoques; qu'il est possible qu'une fille qui n'a jamais enfreint les loix de la pudeur, présente des apparences de défloration, tandis qu'une autre, par le concours de circonstances que je me dispenserai de récenser, peut paraître vierge, quoiqu'elle ait effectivement cessé de l'être.

Il se présente heureusement peu de cas où ces recherches soient impérieusement commandées. Sur un pareil sujet, le médecin doit s'expliquer avec beaucoup de réserve, et faire connaître aux Magistrats à combien de faux jugemens la précipitation et la légéreté peuvent donner lieu.

Quelque grand que fut le désordre des parties sexuelles, s'en suivrait-il que la personne chez laquelle on l'observerait, eût été violée? Non sans doute, puisqu'il pourrait procéder d'une autre cause. N'a-t-on pas plus d'un exemple de ce dont est capable l'imposture, et peut-on ne point admirer la législation Napolitaine qui ne permet la plainte du viol qu'autant qu'elle est appuyée sur des preuves évidentes?

Grossesse.

On distingue en rationels et sensibles, les signes de la grossesse.

Les premiers sont la suppression de l'écoulement périodique, le dégoût, la maigreur du visage, les maux d'estomac, les appétits bisarres, une sensibilité plus grande que dans l'absence de la grossesse, et autres signes qu'il est rare de rencontrer réunis chez la même personne.

Les seconds s'obtiennent par le toucher et font connaître les mouvemens de l'enfant et l'état de l'utérus.

Mais l'altération des traits du visage, de l'appétit, des digestions, du sommeil, le ptyalisme fréquent, l'odontalgie, la céphalalgie, l'irritation de l'estomac, son mouvement anti-péristaltique, celui de l'œsophage, la douleur, le gonflement des mamelles, la couleur brunâtre de leurs aréoles, un écoulement laiteux, la tuméfaction du ventre, etc., n'étant pas exclusivement affectés à l'état de gestation; le flux menstruel n'étant lui-même, à raison de ses irrégularités (1),

---

Deventer, p. 68 de son *Recueil d'observations sur le manuel des accouchemens*, cite un exemple fort singulier des caprices de la Nature à cet égard.

qu'un signe très-équivoque; il n'est donc que le toucher qui puisse nous éclairer sur l'état actuel de la femme que l'on suppose avoir conçu.

Cependant quoique la suppression des règles ne prouve pas plus que tous les autres signes rationels l'existence de la grossesse, on aura certainement une forte raison de la soupçonner, si, vers le troisième mois, cette suppression se maintient, tandis que le som-

---

» J'ai connu, dit cet habile praticien, une fem-
» me qui assurait qu'elle n'avait jamais été réglée
» avant sa première grossesse. A peine fut-elle gros-
» se que les règles commencèrent à paraître, et elles
» continuèrent par périodes réglées jusqu'à l'accou-
» chement.

» Depuis les purgations qui le suivirent jusqu'à
» la seconde grossesse, rien ne parut; mais dès
» qu'elle commença à être grosse, les règles com-
» mencerent à couler, et cela continua de même
» tant qu'elle eut des enfans, de manière qu'elle
» n'avait pas de plus forte indication de grossesse
» que le retour de ses règles, et cependant elle se
» portait très-bien ».

La grossesse est souvent accompagnée de l'évacuation menstruelle, vérité qu'il importe beaucoup de ne pas ignorer.

meil et l'appetit reviennent, en un mot, si les fonctions s'exercent avec la régularité que l'on observe dans l'état de santé. M. Belloc assure que ce signe rationel ne l'a jamais trompé; néanmoins, ajoute-t-il, s'il s'agissait de décider juridiquement sur cet objet, je n'oserais le faire jusqu'à ce que l'on fût généralement convaincu que ce signe est infaillible, comme je le crois, parce qu'il est pris dans la nature.

Je reviens au toucher, à l'aide du quel, suivant M. Baudelocque, on reconnaît la grossesse, ses différens termes, et les approches de l'accouchement, on distingue les vraies douleurs des fausses, la partie que l'enfant présente, son volume, et la marche qu'il suit en descendant.

L'auteur indique ensuite ce qu'il faut faire pour toucher avec avantage, et les précautions dont il est toujours prudent d'user dans cette opération souvent fort dangereuse. (1)

---

[1] Quand une foule de preuves ne viendraient point à l'appui de cette opinion, ne suffit-il pas d'avoir la plus légère idée du système absorbant, pour ne pas révoquer en doute la possibilité d'une maladie contractée par la seule apposition du doigt sur une partie infectée d'un vice contagieux, pour l'intus-

» Après avoir, ajoute-t-il, parcouru la surface du museau de tanche, pour prendre une idée de sa forme, de sa longueur, de son épaisseur, de sa densité et de l'état de son orifice, on agite un peu la matrice, afin

---

susception duquel il n'est besoin que de la chaleur nécessaire à la transpiration cutanée?

» Il y a quelques années qu'un fameux accoucheur de Londres, fut appelé pour délivrer une femme, laquelle, sans qu'il le soupçonnât, était affectée d'ulcères syphilitiques aux parties génitales. Il en résulta des ulcères très-fâcheux et très-opiniâtres à la main de cet accoucheur et une tumeur de la glande lymphatique, située dans l'intérieur de l'avant bras. [Swediaur, *Traité des malad. syphil. I*, 535]. »

» Un jeune enfant, dans les bras de sa nourrice, reçoit d'une fille de joie, qui passait accidentellement, un baiser sur la bouche. Un chancre sur la lèvre inférieure en fut l'effet. Ce chancre se manifesta en peu de tems et résista à tous les remèdes externes pendant plus de quinze jours. Enfin il céda au mercure. Comme alors on ne put douter qu'il ne fût vénérien, on se rappela la circonstance du baiser, auquel sans cela on n'aurait pas fait attention. »

Cette dernière observation extraite d'une lettre de M. Cruikshank, au Docteur Clare, sur sa méthode d'administrer le mercure, sera sans doute une leçon utile aux personnes qui permettent au premier venu de caresser leurs enfans.

de juger de sa pésanteur et de sa mobilité, puis on tache de la fixer entre le doigt indicateur et l'autre main appuyée sur le bas ventre, pour en connaître à-peu-près la longueur et le volume. »

Mais cette pésanteur et cette mobilité n'offrent rien de positif sur la présence d'un être animé, non plus que les changemens successifs que subit l'utérus pendant la grossesse ; il ne nous reste donc plus à consulter que les mouvemens de l'enfant.

» Ces mouvemens, continue M. Baudelocque, sont de deux espèces; les uns dépendent de l'action musculaire des parties de l'enfant, et les autres sont des mouvemens de ballotement dans lesquels il est entièrement passif. »

La perception des premiers, dépendant encore du dégré de sensibilité de la mère, ne reconnaît point de tems déterminé, puisque chez certaines femmes elle s'est manifestée même avant le troisième mois, et que d'autres assurent ne l'avoir éprouvée qu'après le cinquième, le sixième, etc.

Cherchons donc quelque signe plus précoce. Le ballotement semblerait, au premier aspect, propre à seconder notre juste impatience ; mais il n'induit que trop souvent en erreur , et c'est ce qui a fait affirmer par le Professeur dont j'ai déjà plusieurs fois cité la doctrine, » qu'avant les mouvemens de l'enfant , nous n'avons que des conjectures plus ou moins fondées en faveur de la vraie grossesse ; conjectures dont la force augmente , en raison de ce que nous pouvons réunir un plus grand nombre de ces symptômes rationels , qui ont fait naître des doutes sur l'état de la femme. »

Le fait que rapporte Chopart , dans son *Traité des voies urinaires*, permet encore de regarder comme signes très-douteux de grossesse, les mouvemens qui s'exercent dans l'utérus.

La cessation des règles , l'augmentation graduelle du volume du ventre , la sensation de mouvemens analogues à ceux d'un fœtus , (mouvemens doux , instantanés , qui durerent quelques mois sans variations , et qui ne cessèrent que quinze jours avant la mort ,) persuadèrent fortement à une femme , âgée de 30 ans , qu'elle était grosse. Cette infortunée mourut neuf mois après l'apparition des dernières règles, au milieu des douleurs les plus aigües. Elle portait un osteo-sarcome enkisté de l'ovaire, qu'il était impossible de reconnaître dans les premiers mois de la cessation des règles, et difficile à distinguer de la grossesse, relativement à l'âge de la malade, aux mouvemens illusoires qu'elle disait sentir dans le ventre, à l'espèce de calme dans lequel elle a vécu, jusqu'à trois semaines avant sa mort.

M. Belloc observe que l'on peut se laisser tromper par certains mouvemens convulsifs de l'uterus, ou par des flatuosités intestinales, qu'il est arrivé de prendre pour les mouvemens d'un enfant dont l'existence n'était qu'idéale.

On a vu même des femmes, quoiqu'étant accouchées plusieurs fois, se croire enceintes, ayant interprêté de la sorte ces accidens passagers.

Astruc convient qu'il est difficile, dans les second et troisième mois, de distinguer la grossesse d'avec l'hydropisie et le squirrhe utérins.

Nous remarquons en effet que la collection aqueuse de l'utérus, dépendante de la grossesse, est, ainsi que l'autre, accompagnée du gonflement, de la pésanteur et de la sphéricité de cet organe, du resserment de son col, de l'élévation progressive du ventre, de la suppression des règles que l'on sait ne pas être, en particulier, un indice certain de grossesse.

L'espèce de fluctuation et l'absence des incommodités de la grossesse, qu'Astruc dénonce comme signes distinctifs de l'hydropisie utérine, ne me convaincraient point de son existence; le premier de ces mêmes caractères pouvant se rencontrer chez une femme dont l'utérus contiendrait, avec le germe fécondé, une grande quantité de sérosité; le second étant l'heureux partage de quelques mères évidemment favorisées par la nature.

Je ne crois pas, quant au squirrhe utérin, le pas aussi embarrassant, à moins que la femme ne se réfusât au toucher.

La rénitence de la tumeur et son inégalité me rendraient au moins suspecte l'allégation secourable d'une grossesse simulée, comme elles me porteraient à défendre l'objet d'une inculpation trop souvent hazardée par la calomnie.

Les tumeurs hydatidiques et polypeuses qui pullulent quelquefois dans la cavité de l'utérus, toujours jointes à l'affaissement et à la flaccidité des mamelles, laissent moins de doute sur la nature des choses, et dictent en quelque sorte au médecin expérimenté le jugement qu'il doit prononcer.

S'il m'est permis de tirer quelque conséquence de ce qui précède, je dirai que les signes positifs de la vraie grossesse ne sont pas si certains qu'ils ne puissent même donner lieu à de singulières erreurs, assertion évidemment prouvée par la méprise que Mauriceau rapporte avoir été faite à l'égard de Mde. la présidente de Nesmond (1).

---

(1) » En l'année 1668, cette dame fut jugée être grosse d'enfant, durant plus d'un an, par plusieurs médecins, chirurgiens et sages-femmes qui étaient tous de ce sentiment, contre la vérité, s'étant fondés sur la grosseur de son ventre et sur quelques autres signes équivoques de grossesse qu'elle avait. Mais enfin après avoir été, l'espace d'une année et demie en cet état, la tumeur de son ventre disparut, sans vuider autre chose que quelques eaux, et autres corps étranges, dont la nature ne se déchargea qu'au bout de ce tems. *Œuvres de Mauriceau*, 94, 95. »

» Il y a, dit G. Delamotte, avantageusement connu par son *Traité des accouchemens*, trois sortes

Il est donc important d'étudier sérieusement cette matière pour l'affranchir, s'il se peut, des ténèbres dont elle est encore enveloppée, et ne pas s'exposer à commettre une faute

---

de grossesse ; la naturelle, celle qui est contre nature et la fausse. La naturelle est celle où la femme est grosse d'un ou de plusieurs enfans ; la grossesse contre nature est celle où la nature au lieu d'engendrer son semblable, dégenère et produit une masse informe, comme un faux germe, ou une môle, ou des eaux, des vents, ou d'autres corps étrangers ; et la fausse grossesse est lorsque la femme se croit certainement grosse et qu'elle ne l'est pas. »

» Quoique ces trois sortes de grossesse ayent des signes assez semblables dans leurs commencemens, la longue expérience peut dans la suite en faire connaître la différence, mais jamais si certainement que les plus anciens médecins, ni par conséquent les plus habiles chirurgiens ne s'y trompent quelquefois, et ne tombent dans des fautes dont ils ont lieu de se répentir, comme tous les auteurs qui ont écrit des accouchemens en conviennent. Ce qui m'a toujours fait prendre de grandes précautions quand j'ai été obligé de traiter quelque femme, dont la maladie avait quelque rapport à la grossesse, ou lorsque pour des raisons particulières, j'ai été obligé de décider si une femme était grosse ou non, et si c'était d'une vraie grossesse, ou d'une grossesse contre nature. »

irréparable, quand il s'agit d'une personne condamnée à la peine capitale.

Avortement.

On ne saurait trop sévir contre l'abus criminel des moyens qui tendent à détruire, dans le sein maternel, la preuve vivante d'un amour secret, ou du libertinage.

De quelqu'œil que l'on considère l'oubli des mœurs, le mépris qui l'accompagne n'est qu'un faible malheur, en comparaison du remords déchirant qui poursuit sans relache le crime affreux d'infanticide, et je m'étonne que pour se conserver l'estime de ses semblables, on puisse s'exposer au reproche éternel de sa conscience.

Mais sans doute en échappant au danger qui ménaçait leur réputation, ces déplorables victimes d'un funeste penchant étaient loin d'appercevoir dans le moyen évasif qui les servit, une source de maux inévitables, et plus à craindre que la mort même.

Jamais donc le crime ne reste impuni, puisque la femme coupable ne sauve les apparences d'une chasteté mensongère, qu'aux dépends de son repos ou de son existence. (1)

Plus cette mère cruelle est excitée par la sévérité des lois à s'entourer des ombres du mystère, plus il faut d'habitude et de perspicacité pour découvrir son forfait.

Maintenant, je suppose qu'une femme enceinte, insultée, maltraitée, accouche peu de tems après les outrages qu'elle a reçus ; si la grossesse est avancée, il sera facile de reconnaître que l'on a provoqué l'expulsion d'un fœtus.

Mais il n'en est pas de même, si l'offensée a conçu récemment. Personne n'ignore qu'avant le vingtième jour de la grossesse, la petitesse de l'embryon et son état muqueux

(1) En 1791, dit M. Foderé, j'ai été témoin du fait suivant : » Une cuisinière se trouvant enceinte et ne pouvant plus le cacher, acheta une demi-once de cantharides en poudre avec une once de sulfate de magnésie, mélangea ces substances et les avala, pour se faire avorter. Quelques heures après elle eut des coliques horribles, et mit au monde un enfant vivant, environ du sixième mois, au milieu dés plus cruelles douleurs. Rien ne pût la soulager, elle mourut dans la nuit même de sa fausse-couche. »

le dérobent presqu'entiérement à la vue. Souvent même, au vingtième jour, il est difficile de le distinguer. Cet embryon, suivant Haller, est, à cette époque, à-peu-près gros comme une fourmi; et selon M. Baudelocque, il a quelque ressemblance avec l'osselet de l'oreille, connu sous le nom de marteau.

Un corps aussi peu étendu, peut donc être aisément méconnu au milieu du sang, en partie fluide, en partie coagulé, qui l'entoure.

J'hésiterai d'autant moins à présenter les notions suivantes, données par M. Baudelocque, qu'elles sont faites pour guider sûrement l'observateur dans cette circonstance délicate.

» J'ai vu, dit ce savant praticien, un grand nombre de fœtus, de la grosseur de ces insectes connus sous le nom de guêpes. Leur tête formait plus de la moitié de leur masse; les yeux et la bouche étaient très-marqués; les mains et les pieds paraissaient attachés immédiatement au tronc; les bras les cuisses et les jambes étaient à peine visibles. Les uns étaient de six semaines, et les autres de sept, au rapport des femmes qui les avaient conçus.

» Tous ces fœtus, tant du terme d'un mois que de celui de six semaines, étaient renfermés dans une espèce de capsule, comme spongieuse, ou garnie d'un duvet très-épais extérieurement. Celle des premiers approchait assez de la grosseur d'un moyen œuf de poule, et celle des autres était plus grosse.

» Ces espèces d'œufs sont formés de deux membranes; une externe plus épaisse et de la surface de laquelle s'élève le tomentum dont on vient de parler, c'est le chorion; l'autre interne, mince et transparente, laissant voir, au milieu des eaux limpides qu'elle contient, le corps du fœtus, c'est l'amnios.

» Ces membranes sont moins adhérentes ensemble au commencement de la grossesse, que l'extérieure ne l'est à la matrice : aussi les voit-on assez souvent, dans les avortements qui se font dans les premiers temps, se séparer l'une de l'autre, et sortir à des termes différents. Le chorion alors se déchire fréquemment sur l'orifice de la matrice, et l'amnios contenant les eaux et le fœtus, s'échappe sans se rompre, tandis que le premier n'est expulsé que quelque temps après.

» Dans ce cas la femme ne rend qu'une espèce d'œuf membraneux, sur lequel on ne voit pas le moindre tomentum, et quand la membrane qui en est garnie, vient à sortir, si on ne l'examine pas attentivement, on ne la prend que pour un caillot de sang, parce qu'elle est recouverte d'une couche de ce fluide.

Cette erreur serait d'autant moins excusable, que le délinquant ne subirait pas un châtiment proportionné à l'énormité de sa faute, et que la mère, en perdant les douceurs de la maternité, ne recevrait aucun dédommagement pécuniaire, réparation, je l'avouerai, bien faible et bien stérile pour elle.

Le médecin aura soin de spécifier la forme, la grandeur, et sur-tout la nature du corps sorti de l'utérus ; car la loi serait moins rigoureuse envers l'accusé, si ce même corps n'était qu'une masse inorganique dont l'expulsion ne pourrait laisser rien à regretter.

La femme qui se fait avorter, doit-elle subir, si le fœtus est encore informe, une peine égale à celle qu'on lui infligerait, si ce même fœtus était formé et capable de vie ? C'est une question à laquelle Mahon répond par l'affirmative. Il ajoute que le fœtus, tout informe qu'on le suppose, vit puisqu'il croît ; que l'empêcher de naître, c'est le faire périr avant qu'il naisse ; que l'on n'a aucunes données pour déterminer l'époque à laquelle l'ame s'unit au corps, et qu'il est bien plus naturel de penser que cette union s'effectue au moment même de la création d'un nouvel être.

D'après cette opinion, que tout homme sensé partagera avec le docte et sage Mahon, pourrait-on sévir assez contre la femme qui, dans quelque instant de la grossesse que ce puisse être, s'arroge inhumainement le droit de mort sur son propre fruit, et contre le criminel qui, par un acte de violence, doublement punissable, exposerait les jours de la mère, en faisant périr son enfant?

On rapportera, s'il est possible, jusqu'à la moindre circonstance du délit, afin de mettre le Magistrat à portée d'estimer si l'avortement, avant ou après lequel on a été appelé, en est véritablement l'effet, ou s'il ne serait pas celui de la méchanceté et d'un vil intérêt.

Monstres.

En parcourant le vingt-cinquième livre des Œuvres d'Ambroise Paré, n'est-on pas désagréablement frappé des erreurs de la nature dans la production de fœtus monstrueux, dont l'ancien Journal de médecine, et la plupart des Traités sur les accouchements, nous offrent tant d'autres exemples (1)?

(1) *Journal de médecine*. T. 2, 6, 14, 28. 32, 36, 37, 39, 50, 62.

Mauriceau. *Traité des maladies des femmes grosses, et de celles qui sont accouchées*, 64, 245, 317, 348, 384, 460, 465es Observations.

Le récit, ainsi que l'aspect de pareilles difformités, ne pouvant laisser que de facheuses impressions, je me contenterai d'avoir indiqué quelques-unes des sources où j'en ai moi-même puisé la connaissance.

Ce qu'il importe spécialement de faire remarquer ici, c'est le droit de vivre que partage incontestablement avec tous les humains, l'homme le plus hideux ; et la peine que l'on encourerait nécessairement, si l'on se permettait de lui donner la mort, sous le prétexte de l'affranchir d'une existence que l'on aurait regardée comme devant lui être à charge, autant qu'inutile et douloureuse pour la société.

C'est encore, si d'ailleurs il était pourvu d'intelligence, le despotisme outré dont on se rendrait coupable à son égard, en le traitant comme indigne sur-tout de certains privilèges que les lois revendiquent en

---

Delamotte. *Traité complet des accouchements naturels, non naturels et contre nature*, liv. 4, chap. 14.

M. Baudelocque. *L'art des accouchements*. T. 2, p. 240.

sa faveur, tels que ceux d'hériter, de gérer sa fortune, et d'en disposer selon toutes les règles de la raison et de l'équité.

Combien cet infortuné n'aurait-il pas à se plaindre de ne pas rencontrer en nous plus de sensibilité, de justice, que la nature ne paraîtrait avoir apporté de soin dans la conformation de son étrange individu ?

Naissances tardives.

La durée ordinaire de la grossesse, dans l'espèce humaine, est de neuf mois, et toute prolongation de plus de dix jours, au-delà de ce terme, est une chimère aux yeux de Louis.

Cette opinion, spécialement fondée sur l'ordre que la nature observe dans la plupart de ses opérations, a trouvé beaucoup de partisans, mais on lui connaît aussi des contradicteurs. Parmi ces derniers, je me plais à citer Lieutaud, Antoine Petit, Roussel,

Vicq-d'Azyr (1), noms chers aux sciences et à l'humanité.

Un médecin auquel nous sommes rédevables d'un fort bon traité, *sur les maladies des femmes*; M. Vigaroux s'exprime, à l'égard des naissances tardives, de la manière suivante : « La premiere condition de l'accouchement naturel, est que le fœtus ait atteint le dernier dégré de développement et de perfection; or, ce degré varie à l'infini, et la nature n'a pas de temps pré-

---

(1) Quel homme sera assez téméraire pour fixer des limites entre deux points au sujet desquels l'expérience est elle même environnée de tant d'incertitude? En attendant que la physique exacte ait fourni une base solide sur laquelle la rigueur de la loi puisse établir un jugement certain, ne doit-on pas prendre le parti le plus doux et le plus honorable pour l'humanité, et n'est-il pas consolant pour nous de croire que l'on se trompera moins en traitant toutes les mères comme fidèles aux devoirs sacrés de la tendresse et de la vertu, qu'en les soupçonnant toutes de vol et d'adultère? *Oeuvres de Vicq-d'Azyr, publiées par M. Moreau* (de la Sarthe), *t.* 2. *p.* 186.

fixe pour cela ; elle l'avance ou le retarde, selon que la mère est plus ou moins robuste, selon que la conception a été plus ou moins bien faite, selon que le temps de la gestation s'est trouvé plus ou moins orageux, selon enfin le sexe de l'enfant ; car l'expérience des anciens et des modernes, celle même des femmes qui ont fait plusieurs enfants, démontrent que les mâles sont plutôt formés que les femelles. C'est, en général, d'après ces circonstances, que les enfants sont plutôt ou plus tard formés ; que les uns le sont à cinq, à six (1), à sept, à huit mois, et dans tous les intermédiaires ; que les autres ne le sont qu'après le terme

---

(1) La plupart des organes, et sur-tout ceux de la respiration, étant encore bien faibles chez un fœtus de cinq à six mois, on n'hésiterait pas à le regarder comme non viable, si l'expérience n'avait démenti cette opinion.

» La femme d'un riche négociant avait eu plusieurs enfants, lorsqu'elle accoucha d'une fille très-peu formée ; elle était absolument sans cheveux, n'ayant sur la tête qu'un léger duvet ; les ongles n'étaient pas à demi formés, et elle

ordinaire, et le plus commun de neuf mois, au dixième, et même à l'onzième... *Maladies des femmes*, t. II, 287, 288 ».

M. Foderé pense que la grossesse pourrait encore avoir une plus longue durée. « Si l'on me consultait, dit ce médecin rempli d'honneur et d'érudition, sur la légitimité d'une naissance tardive, je ne rechercherais pas si elle est selon l'ordre le plus commun, mais j'examinerais s'il existe dans la femme quelque cause affaiblissante qui ait pu être suivie d'un pa-

---

passa quelques jours sans pouvoir, ni vouloir tetter. La mère assura qu'elle n'était tout au plus grosse que de six mois; cependant sa fille vécut jusqu'à l'âge de quinze ans, jouissant d'une bonne santé, etc. *M. Belloc, Cours de médec. lég.*, *p.* 63. »

Cet exemple prouve que le défaut de cheveux, l'imperfection des ongles, et l'inaptitude à la succion, ne sont pas toujours suivis de la perte du sujet auquel des soins particuliers peuvent ouvrir une carrière heureuse et vaste.

reil effet ; si à cette preuve physique se joignait encore le témoignage d'une vie retirée, et d'une rèputation intacte, je n'hésiterais pas à lui donner raison, quoique la grossesse eût été prolongée jusque même au douzième mois. J'en porterais, au contraire, une opinion bien différente, si, jouissant d'une bonne santé, elle s'était en outre signalée par un goût décidé pour la dissipation et les plaisirs. *Médec. lég.*, t. I, p. 358, 359. »

En réfléchissant à l'influence du physique sur le moral, et réciproquement à celle de l'ame sur le corps, influence dont on est sans cesse à portée de se convaincre, peut-on disconvenir que la conduite de M. Foderé, envers l'une et l'autre femme, ne fût très-raisonnable ? Peut-on également ne pas craindre que la loi selon laquelle tout enfant, né dix mois et quelques jours après la mort du père, est réputé illégitime, ne soit quelquefois en contradiction avec la vérité même, et de voir ainsi sacrifiée à l'intention très-louable d'éviter les embuches du libertinage ou d'un honteux intérêt, une mère innocente et deux fois malheureuse, d'un déshonneur qu'elle n'a pas mérité, et du triste sort auquel se trouve abandonné son cher rejetton?

Il est encore, relativement au part, une réflexion non moins importante à faire que celle qui précède.

» Rien, ainsi que l'observe Mahon, n'est plus ordinaire, que de voir une femme qui survit à son mari, mettre au jour, au bout de huit ou neuf mois de veuvage, un enfant infirme, exténué, dont la vigueur égale à peine celle d'un fœtus de six ou sept mois. »

Combien donc ne serait-on pas coupable de regarder ce part comme illégitime, et de quelle utilité n'est-il pas de savoir qu'il ne faut point juger de la durée de la grossesse par la faiblesse ou la force, la grosseur ou la ténuité du produit de la conception?

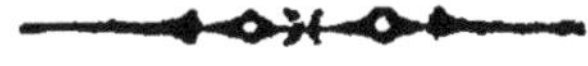

Infanticide.

Une femme est-elle accusée d'être la mère et l'assassin d'un enfant trouvé mort, il s'agit de juger, 1° si réellement elle est accouchée; 2° si cet enfant lui appartient; 3° s'il a cessé de vivre avant ou après sa naissance; 4° s'il est mort par sévice ou par accident?

La première question est souvent difficile, souvent même impossible à résoudre.

Des hommes célèbres, et notamment Antoine Petit et Louis, ont assuré que, huit ou dix jours après l'accouchement, il n'était pas d'indice qui permît d'affirmer qu'il ait eu lieu, les parties sexuelles ayant, à cette époque, recouvré leur premier état, si l'accouchement a été naturel.

Il est donc très important, 1° de visiter la personne inculpée, aussi tôt ou peu de temps après l'accusation intentée contre elle; 2° de ne pas oublier que la suppression morbifique des menstrues, et l'hydropisie de l'utérus, laissent, en se terminant, des vestiges semblables à ceux de l'accouchement.

Après cette dernière opération, l'orifice de l'utérus est mol, facile à dilater, le conduit qui le précède est très-relâché, ses bords sont gonflés, il en exsude un mucus glaireux dont la couleur est effacée par le sang pur et vermeil qui s'échappe dans les premières heures, après lesquelles il pâlit, et se trouve enfin remplacé par un fluide séreux dont l'écoulement est quelquefois de courte durée; le ventre s'affaisse, ses téguments se rident, le sein pour l'ordinaire augmente de volume, par la présence du lait qui s'y sécrète.

Mais le relâchement des organes génitaux, l'abaissement et la flaccidité des parois abdominales, l'évacuation sanguine et le flux séreux qui lui succède plus ou moins rapidement, sont aussi les traces des maladies que je viens de citer. On pourrait même encore s'en laisser imposer par une humeur laiteuse qui découle quelquefois du mamelon, pendant et après la suppression des règles et l'hydropisie utérine.

Cependant, si avec ces mêmes indices communs à la terminaison de la grossesse, et des affections qui la firent souvent soupçonner, se rencontrent une altération sensible de la forme et de la continuité, spécialement des parties génitales externes, et l'assurance que l'accusée n'est pas d'une conduite irréprochable, on aura de fortes raisons d'estimer qu'elle est véritablement accouchée.

Mais ici, je le répète, l'occasion est prompte, et pour ne point errer, il n'y a pas un instant à perdre.

Si, donc, on obtient la conviction que l'accouchement s'est opéré; si d'ailleurs il est impossible à la mère de présenter un autre enfant que celui auquel elle est soupçonnée d'avoir donné et ravi le jour; s'il existe des rapports frappants entre les preuves de la naissance de cet enfant et celles de l'accouchement, le doute fait place à la certitude; et dès ce moment, le sort de l'accusée tient au jugement que les experts ont à prononcer sur la manière dont est péri l'enfant trouvé mort.

Passons à la troisième question, que l'on a long-temps regardée comme pouvant être résolue, par l'immersion des poumons dans un vase rempli d'eau très-pure. « S'ils surnagent, a-t-on dit, cela prouve que la respiration a eu lieu, et que par conséquent l'enfant est mort après sa naissance; s'ils se précipitent au fond du vase, c'est une preuve certaine que l'enfant n'a pas encore respiré, et que conséquemment il était mort, avant sa sortie de l'utérus.

Cependant, 1° quoique le poumon surnage, il n'est pas prouvé que l'enfant ait respiré, puisque ce peut être le résultat de l'insufflation de l'air, tentée comme un moyen de rappeler le sujet à la vie, et non l'effet naturel de la respiration.

2° Il est également possible que l'enfant ait vécu, sans avoir respiré.

On commettrait donc une grande erreur si, de la chûte des poumons au fond du vase, on se permettait d'inférer qu'il n'est pas né vivant.

J'appuierai cette assertion des propres expressions de Meckel : « Des concrétions, des agglutinations, des glaires ténaces, peuvent boucher les narines, coller la glotte, et empêcher la respiration, quoique l'enfant vive encore quelque temps, au moyen du trou botal et du canal artériel. »

La nécessité de répéter l'immersion sur toutes les parties de l'un et de l'autre poumon, est démontrée par l'altération fréquente

de

de quelques-unes de ces mêmes parties, les autres ayant néanmoins conservé toute leur intégrité.

Si ce que je viens de dire est une leçon pour la négligence, l'observation de Meckel est aussi un motif puissant de ne pas regarder la précipitation des poumons au fond de l'eau, comme une preuve incontestable que l'enfant était mort avant que de naître, et d'examiner très-attentivement les différentes régions de la tête et du tronc; car il exista des femmes assez barbares pour précipiter la perte de leurs enfants, par l'introduction d'un stilet très-fin dans le cœur, le cerveau, le cervelet, la moelle épinière, espérant, à l'aide de ce moyen horrible, se dérober à la honte et au supplice qui leur étaient réservés.

D'autres, non moins cruelles, les ont fait périr par la suffocation.

Le premier genre de mort peut être mis en évidence.

Il n'en est pas de même, à beaucoup près, de l'autre qui rappelle les dangers auxquels l'enfant se trouve exposé dans le travail de l'accouchement.

L'état de vacuité des organes de la circulation ne serait qu'un faible témoin contre la mère dont l'enfant présenterait un cordon ombilical abandonné à lui-même après sa séparation de l'arrière-faix, et n'autoriserait point à déposer que cette mère en aurait, dans une intention perfide, négligé la ligature essentielle : je dis essentielle, car quoique le contact de l'air, la faiblesse du sujet, la conformation du cordon, ayent empêché quelquefois cette négligence de devenir funeste à l'enfant, on ne peut disconvenir qu'elle ne rendit les misérables qui l'auraient commise à dessein, susceptibles de toute la rigueur des lois, et ce qu'il y a de plus déplorable encore, qu'elle ne les livrât à ce sentiment intérieur qui venge à la fois le ciel et la nature d'un attentat dont l'idée seule fait frémir d'horreur.

Je puis donc, en me résumant, élever un doute sur la possibilité de convaincre d'infanticide, d'après l'inspection du cordon ombilical, et l'expérience faite avec les poumons ; mais je n'en suis pas moins persuadé qu'en multipliant ses recherches, on pourrait enfin écarter du crime étonné l'ombre au milieu de laquelle il conservait l'espoir d'une dangereuse impunité.

Blessures.

Que dans un accès de colère, un homme ose porter la main sur son semblable, il est puni par une amende ou par une détention limitée, de la faute qu'il a commise, si l'offensé conserve la vie ; et quelquefois même encore, quoique ce dernier succombe, l'agresseur se voit affranchir de toute responsabilité, d'après certaines considérations qui semblent militer en sa faveur.

Je n'ai garde de proposer ici la loi qui condamnait l'auteur de cette espèce de délit à subir le mauvais traitement qu'il avait fait endurer lui-même, mais je crois fermement qu'elle serait un frein redoutable contre l'application d'un pouvoir qui n'appartient à personne.

Les suites de l'agression étant le principal objet de l'attention des Magistrats, il importe beaucoup au coupable que le blessé puisse être entiérement guéri.

Mais souvent il arrive que la mort de celui-ci, ou la perte de quelqu'un de ses organes, succéde au délit.

J'essayerais, introduisant ici la division des plaies en celles qui intéressent la tête, le tronc et les extrémités, de faire connaître les signes et le traitement de chacune d'elles en particulier, si je ne croyais les leçons écrites des maitres de l'art, beaucoup plus utiles à mes lecteurs que l'extrait insuffisant que je pourrais en donner; si les Mémoires de l'Académie de chirurgie, si les Ouvrages d'Heister, de Petit, de Pouteau, de Dessault, et de plusieurs autres Praticiens également célèbres, ne me paraissaient la source naturelle des bons principes sur la théorie des blessures, le pronostic qu'elles déterminent, les soins qu'elles exigent; enfin si je n'étais persuadé qu'il serait impossible de ne pas se tromper quelquefois dans la description hypothétique des faits pour lesquels on pourrait être appelé, et de prouver qu'on les a tous prévus.

Je me contenterai donc de présenter des idées générales sur cette matière.

La perte de l'offensé prévient naturellement contre celui qui a fait l'offense.

Cependant, oserait-on rendre le délinquant passible de ce fâcheux évènement, s'il paraissait avoir été occasionné par un anévrisme vrai, un étranglement de hernie, etc., ou par la défectuosité du traitement ?

Peut-on nier, par exemple, que l'ouverture des gros vaisseaux sanguins du col et des extrémités, devint funeste au malade, s'il n'était promptement secouru par une main habile ?

Il n'en est pas de même de la lésion des viscères et des troncs artériels et veineux qui les avoisinent ; elle présage une terminaison fâcheuse dont toutes les ressources médicales contribueront tout au plus à reculer l'instant.

Celle des os, des cartilages, des ligaments, des glandes, des muscles, des tendons et des nerfs, etc., présente des dangers relatifs à l'instrument qui l'a produite, à l'intensité du coup, à la situation des parties, etc., ensorte que le médecin requis de prononcer définitivement sur cet objet, hésitera souvent à le faire, dans la juste appréhension de se compromettre par un jugement précipité.

Le temps a dévoilé tant d'erreurs sur le pronostic des blessures, qu'il est permis de trembler pour soi-même, en annonçant l'issue qu'elles doivent avoir.

N'a-t-on pas vu des malades réputés bien guéris, périr en peu de temps des suites de la lésion des os du crâne, d'un coup porté sur le trajet d'une grosse artère ?

Mais autant il est nécessaire d'examiner soigneusement les blessures chez le vivant, et d'en prédire avec circonspection les conséquences, autant il importe d'exposer bien exactement, et de ne motiver qu'après y avoir mûrement réfléchi, l'état dans lequel on trouverait une personne dont la mort serait imputée à quelqu'acte de violence.

L'attention avec laquelle on doit procéder à l'examen anatomique de toutes ses parties, est imposée, 1° par la Loi dont le but est la découverte de la vérité ; 2° par l'humanité, qui trop souvent avilie, trop souvent profanée ostensiblement, réclame au moins pour sa consolation, que par imprudence ou autrement, on ne s'expose pas à faire de nouvelles victimes.

Maintenir, s'il est possible, le sujet dans l'attitude où il se présente ; montrer cette décence et cette sensibilité respectueuses avec lesquelles on doit considérer la dépouille mortelle de son semblable ; apporter un soin extrême dans l'exposition des parties essentiellement affectées ; paraître intimement persuadé que l'on ne peut rendre compte de ce que l'on a vu, que l'on ne peut dire ce que l'on en pense, avec trop de clarté, de simplicité, de réserve ; telles sont les précautions dont il convient d'user dans cette importante occasion.

Je frémis en me rappelant la fin ignominieuse et cruelle où fut conduit, par un rapport aussi peu réfléchi, qu'incomplet, le malheureux Monbailly.

Son épouse, impliquée dans la même accusation, eût péri par le même supplice, si des circonstances particulières ne l'avaient fait différer.

Dans cet intervale, le célèbre Louis eut le bonheur de la soustraire au glaive de la justice, et de faire réhabiliter la mémoire de Monbailly, en démontrant la légéreté, la futilité des preuves auxquelles il avait été sacrifié.

M. Chaussier, dans son ouvrage intitulé: *Observations chirurgico-légales sur un point important de la jurisprudence criminelle*, ouvrage que l'on ne saurait trop lire, que l'on ne saurait assez louer, cite une autre preuve des funestes effets de l'ignorance et de la valeur inappréciable d'une saine doctrine, associée au noble désir de faire triompher l'innocence.

Combien donc, quand il faut pronostiquer les suites inévitables d'une blessure, ou faire connaître la cause d'une mort que l'on soupçonne avoir été donnée, le magistrat n'est-il pas intéressé à ne choisir que des hommes versés dans toutes les parties de l'art de guérir, et d'après la décision desquels il puisse lui-même prononcer avec une entiére sécurité !

Signes de la mort.

Si nous plaignons naturellement le misérable qui expia ses crimes sur l'échafaud, combien ne gémirons-nous pas sur le sort des personnes inhumées, quoiqu'elles n'eussent qu'en apparence achevé leur carrière ?

La dissertation de Winslow, celle de Bruhier sur l'incertitude des signes de la mort, et le mémoire de M. Pineau sur le danger des inhumations précipitées, ne renferment que trop d'exemples semblables, dont la lecture inspire la crainte d'être aussi soi-même porté vivant au tombeau.

Autant il nous est permis de redouter un pareil malheur, autant nous serions coupables de négliger les moyens de l'épargner à autrui, comme nous désirons qu'il nous l'épargne à nous-mêmes.

Est-il une différence entre le fer qui trancherait le fil de nos jours, et cette négligence dont les suites ne seraient pas moins funestes?

En est-il une entre la main criminelle qui dirigerait le fatal instrument, et celle dont toutes les actions sur une personne qui n'aurait que l'apparence de la mort, ne tendraient qu'à la faire mourir réellement?

Bien des gens encore aujourd'hui, selon l'ancienne et pernicieuse habitude, jettent un drap sur le visage du malade aussi-tôt qu'il paraît avoir rendu le dernier soupir, après quoi le réduisent à son premier état de nudité; enfin, et, pour comble d'infortune, s'il respire encore, le font inhumer, ensorte qu'il ne reverra jamais le jour, si la tendresse ou la cupidité ne portent à ouvrir son cercueil, et ne trompent, en le ressuscitant, l'impitoyable mort, qui déjà le comptait au nombre de ses victimes.

Ce ne serait donc pas, à beaucoup près, remplir une tâche inutile, que d'enseigner comment on pourrait reconnaître si telle personne réduite à l'état de mort apparente, est encore, ou n'est plus susceptible d'être rappelée à la vie.

L'absence des effets sensibles de la respiration, le défaut de pulsation des artères, l'inutilité des moyens propres à exciter une sensation douloureuse, tels que l'application du feu, des incisions faites à la paume des mains, à la plante des pieds, etc.; la roideur des articulations, le refroidissement du corps, ne prouvent pas que l'on ait payé le dernier tribut à la nature.

10 Dans la syncope, l'asphixie, la léthargie, la catalepsie, la perte des sens et des mouvements volontaires se trouve souvent accompagnée de la suppression purement apparente de l'action des poumons, du diaphragme et du cœur.

On a pu imiter ces signes trompeurs, au point de faire croire aux assistants que l'on avait eu le malheur de périr dans cette expérience, aussi singulière que difficile à exécuter.

Que dans l'une ou l'autre des circonstances dont je viens de parler, la flamme d'une bougie, la glace d'un miroir approchés de la bouche et des narines du sujet, n'éprouvent, la première aucune impulsion nouvelle, la seconde aucune altération dans son éclat, que l'eau contenue dans un verre posé sur l'extrémité inférieure du sternum, ou l'appendice cartilagineuse des dernières côtes, reste entièrement immobile, il faudra bien se garder d'en conclure qu'il n'y a plus d'espoir, puisque les fonctions vitales s'exercent encore, quoiqu'imperceptiblement.

La flamme ne vacille point, parce que les poumons dépourvus de leur énergie, n'impriment plus de mouvement aux gaz aériformes que précédemment ils expulsaient par l'effort expiratoire.

La glace n'est point ternie, parce que l'humeur de la transpiration pulmonaire n'a pu s'élever jusqu'à elle.

Enfin le verre et l'eau n'ont point été mis en mouvement, parce que le diaphragme, de tous les muscles inspirateurs le seul qui agisse encore, le fait avec assez de lenteur pour ne pas changer la position des côtes qui lui fournissent la plupart de ses points d'insertion.

Mais quand la glace deviendrait terne, quand la flamme et l'eau se trouveraient agitées, serait-il plus certain que le sujet vécût encore, puisque ces effets peuvent également être produits par un commencement de fermentation putride ?

2° L'insuffisance et le danger des cautérisations, des piqûres, des incisions profondes, sont trop évidemment démontrés pour que jamais on doive être tenté d'y recourir.

3° La roideur ou la souplesse des articulations, le refroidissement ou la chaleur du corps, n'indiquent rien de positif sur l'apparence ou la réalité de la mort.

Certains individus ont conservé cette chaleur, cette flexibilité, plusieurs jours après avoir succombé sous les efforts d'une fièvre maligne, ou cédé à une attaque d'apoplexie.

D'autres ont revu le jour à la suite de maladies convulsives, pendant lesquelles ils avaient été affectés d'un refroidissement et d'une roideur extrêmes.

Maintenant il nous reste à décider si la putréfaction est le seul signe certain de la mort.

Cette opinion que Bruhier soutint avec une érudition qui l'honore, et sur-tout avec une ardeur dont le motif lui mérite la reconnaissance publique, est heureusement infirmée par les recherches que Louis a faites sur les morts. Cet observateur infatigable est parvenu à se convaincre que l'affaissement et la flaccidité des yeux étaient aussi des preuves indubitables de la séparation qui s'est faite entre l'ame et le corps.

Si ces derniers signes étaient infidèles, à quel prix les plus grands anatomistes de nos jours se seraient-ils distingués dans la pénible carrière qu'ils etaient destinés à parcourir ?

Ils n'auraient donc multiplié leurs recherches et recueilli les matériaux de leurs savants traités, qu'en s'exposant « (j'emprunte les expressions de Louis) à commettre presqu'autant de meurtres qu'ils ont ouvert de cadavres ? Car ils n'ont certainement pu se servir à cet effet de sujets putréfiés, et qui auraient exhalé une odeur fétide, avant que d'en faire usage ».

Comment, si ces signes étaient trompeurs, justifierait-on la conduite nécessaire que l'on tient dans les hôpitaux pour le progrès et la solidité de l'enseignement médical ?

Que, d'un autre côté, l'on considère tous les maux qu'entraînent avec elles les émanations putrides, on sentira que l'intérêt des vivants s'oppose à ce que sur-tout, en des temps humides et chauds, on attende, pour inhumer les morts, que la putréfaction cadavéreuse (1) se soit évidemment

---

(1) Louis a dit : « la putréfaction qui attaque les morts est toujours une gangrène humide, c'est une espèce de dissolution. Mais cette gangrène est bien différente de celle qui attaque toutes les parties d'un corps vivant.

» Dans ce cas-ci, on voit une tuméfaction, une tension, et une rougeur inflammatoire qui sépare le mort du vif. La surpeau se détache de la peau, et produit des vésicules remplies de sérosité.

Dans les morts, au contraire, il n'y a ni tension, ni rougeur ; l'épiderme se ride, la peau est d'abord pâle ; elle devient d'une couleur blanche, grisâtre ; elle prend des nuances plus foncées ; elle devient d'un bleu qui tire sur le vert, et ensuite d'un bleu noirâtre que l'on apperçoit à travers la peau, qui prend enfin elle-même cette dernière couleur ».

L'utilité de cette comparaison entre la corruption à laquelle les vivants eux-mêmes sont exposés, et celle qui saisit les morts, ne pouvait échapper à la sagacité de son auteur ; et peut-être lui doit-on de n'avoir pas précipité dans la tombe des infortunés dont la vie n'était pas réellement éteinte.

emparée d'eux, et qu'il est prudent de songer à les faire déposer dans leur dernière habitation, aussi-tôt que les yeux ont perdu leur éclat et leur solidité.

L'affaissement et la mollesse du globe de l'œil sont occasionnés, 1° par l'évaporation des fluides contenus dans les chambres antérieure, postérieure, et dans les cellulosités des membranes dont cet organe est pourvu; 2° par le défaut de réparation de ces mêmes humeurs que les vaisseaux exhalans ont cessé de répandre; 3° par le relâchement des muscles, que n'excite plus au mouvement l'influence nerveuse anéantie pour jamais.

Donc la mollesse et l'affaissement des yeux sont, ainsi que l'affirme Louis, des preuves certaines de la mort.

Jusqu'à ce que ces symptômes se manifestent, il est plusieurs espèces de moyens que l'on doit s'empresser de mettre en pratique.

La première est indiquée par la suppression apparente de la sensibilité et du mouvement à la suite d'affections spasmodiques, et consiste dans les stimulants que l'on peut

administrer

administrer sous diverses formes et de diverses manières. Par exemple, on aura soin de renouveller l'air de la chambre du malade, de lui faire respirer souvent l'odeur du vinaigre, puis de quelque essence agréable, comme celles de citron, de cannelle, de romarin, de lavande, puis encore, si cela ne suffisait pas, l'esprit volatil de sel ammoniac, la fumée du tabac; d'appliquer sur la langue quelques grains de poivre, de moutarde écrasés; de frotter toutes les parties du corps avec des brosses un peu rudes, et même avec l'ortie piquante, ou des étoffes de laine imprégnées de la vapeur du succin, de l'ambre, de l'assa-fœtida; d'administrer des lavements composés de la décoction des racines de nénuphar et de valériane, ou d'une forte infusion de feuilles d'oranger, de fleurs de tilleul, etc. etc.

La seconde espèce repose sur la certitude que l'on a fait sortir de leur assoupissement les sens de la vue et de l'ouie, soit en approchant des yeux du malade une lumière très-vive, soit en tirant, auprès de lui, des sons agréables do quelqu'instrument, soit en faisant retentir à ses oreilles le nom d'une personne ou d'une chose qu'il aurait tendrement aimée.

La troisième s'applique à l'état de stupeur qui succède au travail douloureux de la dentition, à quelque plaie, quelque contusion graves, et se compose de substances tempérantes et calmantes, telles que le camphre, l'opium, etc.

On dissout le camphre dans l'alcohol, l'opium dans le vin ou l'eau, et l'on applique sur le siége de la maladie, ainsi qu'aux tempes, aux mains, et sur la région de l'estomac, plusieurs linges imbibés de ces dissolutions.

Le camphre et l'opium possèdent éminemment la vertu de consoler, si je puis m'exprimer de la sorte, le systême nerveux d'une longue et pénible souffrance, ou de remédier aux effets d'un ébranlement subit et vigoureux.

La quatrième est émétique, purgative. On l'a vue plus d'une fois, à la suite d'une fièvre vermineuse, ressusciter le malade, en faisant périr, ou en expulsant des vers contenus dans les premières voies. Pourquoi n'essayerait-on pas d'obtenir le même succès à l'aide de quelques cuillerées de vin d'ipécacuanha, ou d'une légère dissolution de tartrite de potasse antimonié, connu vulgairement sous le nom d'émétique ; ou d'un mélange de jalap et de muriate de mercure doux, en quantités proportionnées à l'âge du sujet ?

Il est bon d'observer que cette expérience doit être faite avec beaucoup de ménagement, et que, pour peu qu'il y ait obstacle au passage du fluide, il convient d'y renoncer.

Mais comme il est encore possible, en se servant d'une sonde creuse et recourbée, de faire parvenir le remède dans l'estomac, on tentera ce dernier expédient. Il est ici besoin de connaissances anatomiques et de dextérité, pour éviter le larinx dans lequel il faudrait bien se garder d'introduire la sonde et le médicament.

Si ces secours étaient inefficaces, on recourrait, sans hésiter, à l'application d'un vésicatoire.

Parmi les épreuves chirurgicales, celle-ci est la seule que l'observation ait consacrée à la recherche de l'existence occulte du principe vital.

Posé sur une partie animée, le vésicatoire y détruit la continuité des vaisseaux exhalants et absorbants qui servent encore avec le système pileux à fixer l'épiderme au chorion, et détermine un épanchement de sérosité plus ou moins considérable.

L'épiderme cédant à l'effort de ce fluide, s'élève en une ou plusieurs ampoules. L'extraction de cette membrane laisse à nu beaucoup de petits vaisseaux sanguins, de papilles nerveuses, et fait une plaie rouge et douloureuse.

Ces effets sur une personne réputée morte, prouvent évidemment qu'elle vit encore, puisque les deux propriétés de tissu, sensibles chez le cadavre, ne sauraient les produire.

Mais quand le vésicatoire n'agirait aucunement, il ne faudrait pas perdre toute espérance, l'engourdissement des solides pouvant rendre son action inutile, comme on l'a quelquefois remarqué chez des personnes auxquelles il avait été appliqué dans le dernier temps d'une maladie mortelle.

On inférera de ce qui précède, 1° qu'une

personne peut paraître morte, quoiqu'elle ne le soit pas, vérité qu'il importe de ne point laisser ignorer ;

2° Qu'il est instant d'éclairer particuliérement la classe indigente sur le danger de cette promptitude avec laquelle on y rend les derniers devoirs aux malades réputés morts, de fixer son attention sur la possibilité de ranimer, à force de soins, une étincelle de vie prête à s'éteindre, et de veiller à ce que le sujet, jusqu'à l'apparition des signes certains de la mort, soit tenu chaudement dans son lit, le visage découvert, au lieu d'être étendu sur la paille, n'ayant pour tout vêtement qu'une chemise, et un drap qui le recouvre de la tête aux pieds, ainsi que cela se pratique fréquemment, aussi-tôt qu'il ne donne plus de preuve extérieure de mouvement et de sensibilité ;

3° Qu'il faut se méfier de la suppression apparente de la respiration, de la circulation, du défaut de chaleur et de flexibilité des membres, et ne pas s'en laisser imposer par l'inefficacité des diverses épreuves désignées dans le cours de ce chapitre ;

4° Que l'on doit scrupuleusement s'abstenir de toute expérience chirurgicale, autre que celle du vésicatoire, à moins toutefois qu'il ne soit besoin d'extraire quelque fragment d'une arme offensive qui pourrait ne tenir enchaînées que pour quelques instants toutes les puissances de la vie;

5° Que le vésicatoire offre une ressource précieuse, puisqu'il peut être utilement employé, sans compromettre en aucune manière l'intégrité des organes du sujet, ni la réputation du ministre de la santé;

6° Enfin, que la mollesse et l'affaissement du globe de l'œil sont de surs indices d'une mort réelle, et que la raison concourt avec l'observation rigoureuse d'un praticien justement célèbre, à nous faire regarder leur présence comme un avertissement salutaire de ne pas différer plus long-temps les honneurs de la sépulture.

J'ai fait ensorte de ne rien oublier d'essentiel sur cette importante matière, et déjà je suis heureux de penser que la conservation de quelques-uns de mes semblables pourrait être le fruit de mes nouvelles réflexions sur les signes de la mort (1).

---

(1) Il y a plusieurs années, je sentis la nécessité de

A l'instant où je termine ces mêmes réflexions, on me remet une dissertation intitulée : *Traitement civil des asphixiés, ou moyen de rendre impossible l'enterrement des personnes vivantes*, par M. le docteur Luga.

L'auteur, dont on ne peut révoquer en doute les talents et la sensibilité, exclusivement attaché au sentiment de Bruhier, ne permet point d'accorder plus de confiance aux signes fournis par l'état des yeux, qu'à tant d'autres dont j'ai démontré l'insuffisance.

J'oserai néanmoins persister dans la ferme croyance que l'affaissement et la flaccidité du globe de l'œil sont de sûrs garants de la mort, ayant acquis, puisqu'il faut le dire, par une expérience de six années consécutives, dans un grand hôpital, la certitude que pas un seul de plus de deux mille sujets chez lesquels ces signes se sont manifestés, n'a paru de rechef au nombre des vivants.

---

traiter ce grave sujet, et publiai mon travail dans le Journal de Rouen, sous la date du 1er Germinal an X. Mais il convenait de lui donner ici plus d'extension, et c'est ce que j'ai fait, en suivant toutefois un autre plan.

M. Luga conseille encore, à l'exemple de Bruhier, de ne point inhumer les morts avant qu'ils ayent présenté des marques certaines de putréfaction; et voici comment il dépeint cette situation déplorable. » Ce n'est que lorsque l'odeur est véritablement putride, que le cadavre se ramollit, qu'il est marbré de rouge-brun, bleuâtre ou verd foncé, qu'il est un peu boursouflé, que les parties commencent à se fondre, qu'elles sont d'une consistance molle et pâteuse, qu'il se fait une transsudation de diverses liqueurs et sur-tout du serum, ce n'est qu'alors qu'on peut assurer que la mort est parfaite, et que le lien incompréhensible qui unit d'une manière si merveilleuse la masse des forces et des organes, se dissout. «

Mais à quoi bon, si l'expérience est toujours d'accord avec l'assertion imposante de l'illustre Louis, attendre que la désunion des éléments qui composent notre frêle et périssable machine, soit évidente, puisque d'ailleurs, quelque précaution que l'on prît, elle exposerait les personnes qui se voueraient par indigence, par devoir, ou par tendresse à la garde des morts, à devenir victimes du besoin, ou d'un zèle admirable, et de l'attachement le plus généreux ?

Je soumets cette importante question aux praticiens expérimentés qui, par inclination plus que par tout autre motif, ont toujours saisi l'occasion de contribuer au bonheur et à la conservation des hommes.

Noyés.

Autrefois on attribua sans raison la mort des personnes qui avaient eu le malheur de se noyer, à la trop grande quantité d'eau que l'on croyait être entrée dans leur estomac.

Félix Plater, médecin du 15e siècle, reconnut cette erreur, dont on apprendra, dans le cours de ce chapitre, à redouter les conséquences.

Louis, après Lancisi, a regardé l'introduction de l'eau dans les voies aériennes, comme la cause unique de la perte des noyés.

Wepfer et Valdsmidt ont affirmé, d'après un certain nombre d'expériences, qu'il ne parvenait pas une seule goutte d'eau dans l'estomac et les poumons de ces infortunés, et parmi les médecins qui partagèrent cette opinion, se distingue l'illustre Senac.

Nous lisons néanmoins, dans l'instruction de M. Portal sur le traitement des noyés, deux observations dans lesquelles il est rapporté que les poumons contenaient un peu plus, un peu moins de fluide écumeux et rougeâtre, tandis qu'il n'y en avait pas même une goutte dans les premières voies.

Enfin MM. Faissolle et Champeaux, maîtres en chirurgie à Lyon, ont aussi remarqué que l'eau s'était introduite dans les poumons de plusieurs animaux qu'ils avaient noyés, pour étayer du résultat de nouvelles expériences leur assertion juridiquement émise, qu'une jeune fille retirée du Rhône, et dans les poumons de laquelle ils ne trouvèrent point d'eau écumeuse, avait été jettée dans ce fleuve après sa mort.

Je puis donc maintenant me faire à moi-même les questions suivantes :

Les personnes mortes par la submersion n'ont-elles péri que parce qu'elles avaient avalé beaucoup d'eau ?

L'entrée de l'eau dans les poumons est-elle l'unique cause de la mort des noyés ?

Son absence attesterait-elle que le sujet n'eût pas été précipité vivant dans l'eau, ou qu'il ne s'y fût pas précipité lui-même ?

Je réponds à la première question, que l'estomac des noyés contient en général fort peu d'eau, quelquefois même point du tout.

La raison en est simple : chez les malheureux qui se noyent, les organes de la déglutition soumis à l'empire de la volonté, loin de présenter un libre accès à l'eau, la rejettent, ou ne la laissent passer qu'avec beaucoup de peine, et en petite quantité.

Je doute que cette dernière opération se renouvelle, la respiration ne pouvant rester suspendue que pendant un très-court espace de temps, et l'on sait que ces deux fonctions, la respiration et la déglutition, sont incompatibles.

Si l'on a dit avoir vu beaucoup d'eau dans l'estomac et les intestins grêles, ne sommes-nous pas physiologiquement autorisés à croire que l'on a pris pour de l'eau cette humeur séreuse qui se rencontre quelquefois avec profusion dans les organes de la digestion ? Et quand ce serait de l'eau, quand la collection en serait considérable, pourrait-on raisonnablement lui attribuer la mort du sujet, sachant que des hommes, accoutumés à s'enivrer, ont, en peu de temps, pu boire impunément une quantité prodigieuse de vin, ou de tout autre fluide exerçant comme l'eau une pression mécanique dans tous les sens, et doué d'une énergie bien supérieure à la sienne ?

Sur quoi donc se trouvait-on fondé à croire que l'introduction de l'eau dans les premières voies entraînât la perte des noyés, puisque l'expérience et le raisonnement détruisent entièrement cette opinion ?

Cependant, quoique ce fût une grande erreur, on a vu l'innocent prêt à lui être immolé, on l'a vu prêt à périr sous le glaive de la loi, ministre alors de l'ignorance la plus coupable.

Sirven, sans le secours de Louis et de la faculté de Montpellier, eût, bien qu'exempt de reproche, porté la peine du suicide de sa propre fille, qui, dans un accès de démence, s'était donné la mort, en se précipitant au fond d'un puits.

Le médecin préposé à l'examen du corps, décida » qu'Elisabeth Sirven avait été tuée » avant que d'être jettée dans le puits, parce » qu'elle n'avait point d'eau dans l'estomac, » et qu'elle avait du sang caillé à la nuque » ; et sur cet étrange rapport, sur cette insignifiante déposition, Sirven est condamné, comme assassin de sa fille, à perdre l'honneur et la vie.

Je passe à l'examen des deux dernières questions.

L'air est pour les animaux le seul fluide respirable ; tout autre leur serait bientôt funeste.

On peut donc citer la privation de l'air comme la cause directe de la mort des noyés, tandis que l'autre n'en serait réellement que la cause secondaire.

C'est aussi de la saine physiologie, c'est de la physique pneumatique que j'emprunte l'explication de ce phénomène.

Aussi-tôt que l'animal est submergé, un instinct naturel lui fait retarder l'inspiration qu'il a tant à redouter.

Cette attention nécessaire est aussi l'origine d'une anxiété mortelle.

Il périrait incontestablement par le défaut d'air, si cet état de contention pouvait avoir quelque durée.

Il périrait, parce que l'air atmosphérique s'est dépouillé, durant l'inspiration, de l'oxigène qu'il contient, et qui sert à aviver le sang, à le rendre capable d'exciter utilement le ventricule gauche.

Ce qui reste dans les poumons après l'inspiration, c'est sur-tout du gaz azote, fluide irrespirable.

La gêne est-elle portée à son comble, la nature effrayée s'efforce de la terminer, même aux dépens de l'animal.

Il dilate la poitrine pour inspirer. Aussitôt suit une colonne d'eau, que toutes les puissances expiratoires chassent avec une force excessive.

Telle est très-probablement la cause essentielle de l'absence de l'eau du poumon de certains sujets, quoiqu'elle s'y soit véritablement introduite.

Le dernier effort de la nature est l'expiration, et c'est avec raison que l'on dit toujours qu'elle est expirante, quand on veut la dépeindre s'épuisant envain pour éloigner sa destruction prochaine.

C'est aussi sans doute à l'énergie prodigieusement accrue de ces mêmes puissances, que l'on doit rapporter l'existence des mucosités dont les bronches, chez les noyés, sont remplies pour l'ordinaire, mucosités qu'il faut regarder comme un effet de l'expression de l'humeur bronchiale, et de son mélange avec des gaz aériformes.

D'après cet exposé succinct, je doute que l'on se refuse à croire, 1° que le défaut d'air soit la cause première de la mort des noyés ; la cause seconde, l'introduction de l'eau dans les poumons qu'elle irrite, et provoque à l'expiration la plus violente ;

2° Que quoique l'animal soit tombé vivant dans l'eau, on puisse ne pas trouver dans ses poumons une goutte de ce fluide, ainsi que le prouvent les expériences de Wepfer et de Valdsmidt ;

3° Que l'on ne serait pas plus excusable de conclure de ce dernier état de choses, qu'une personne eût été jettée morte à l'eau, que ne le fut et ne le sera toujours celui dont le jugement, au moins inconsidéré, compromettait l'innocence et les jours de l'infortuné Sirven.

Quand il s'agit de fixer l'opinion du Magistrat, et de prononcer pour ainsi dire, avant lui, la peine capitale, droit terrible que l'humanité ne permet qu'avec répugnance, il faut des raisons péremptoires, il faut la preuve indubitable d'un attentat dont elle soit la première à crier vengeance, et qui la détermine irrésistiblement à proscrire le coupable.

Il est donc raisonnable, il est donc nécessaire, s'il n'existe pas d'autre indice que l'absence de l'eau du poumon des noyés, pour estimer s'ils ont été submergés morts ou vivants, de renoncer à la solution de cette question, dans la crainte de troubler à tort le repos des familles, et de s'exposer soi-même à de cuisants remords.

Selon Lafosse, selon MM. Portal et Petit-Radel, il y a toujours engorgement des vaisseaux du cerveau chez les personnes mortes dans l'eau.

Cependant, ou cette proposition n'est pas toujours

toujours confirmée par l'expérience, ou Pouteau s'en est laissé imposer dans les épreuves de MM. Faissolle et Champeaux, épreuves auxquelles il assistait comme commissaire et comme conseil, et qu'il estime avoir complétement démontré « que dans les » noyés le cerveau ne présente aucune trace » d'engorgement contre nature, pas même » dans les animaux qu'on a tenus après la sub» mersion long-temps suspendus par les pieds«

Cherchons donc des moyens plus sûrs de reconnaître le crime, si l'on a malheureusement osé le commettre.

Au rang des signes qui semblent déposer que le sujet était plein de vie, quand il est tombé dans l'eau, Ambr. Paré cite l'excoriation de l'extrémité des doigts, et la présence entre l'ongle et la peau qu'il recouvre, d'une certaine quantité de terre ou de sable, selon la nature du sol constituant le lit de la rivière qui l'a reçu.

Il serait difficile d'atténuer la valeur de cette opinion; mais en l'admettant, peut-on se dissimuler que ces mêmes signes ne prouveraient point que le malheureux n'aurait pas été l'auteur de sa mort?

J'en dirai autant de certaines contusions, plaies, fractures, luxations qu'il pourrait s'être fait lui-même avant que de tomber dans l'eau, en y tombant, après y être tombé.

Ces indices de violence ne porteraient donc à présumer l'homicide qu'autant que la pureté des mœurs du sujet éloignerait le soupçon qu'il ait attenté lui même à sa vie, et que l'on ne pourrait les attribuer à aucune circonstance dépendante du lieu dans lequel il a péri.

Mais écartons toute idée d'atrocité, pour nous livrer à la douce espérance d'arracher des bras de la mort les submergés chez lesquels elle n'offrirait qu'une apparence trompeuse.

Si la longueur du temps pendant lequel la submersion aurait eu lieu, est une raison de craindre pour leur vie, ce n'en est pas une de croire que l'on ferait d'inutiles efforts pour la leur conserver.

Ne présentent-ils d'autres signes de mort que l'immobilité, l'insensibilité, la pâleur ou la lividité du visage, une élévation même excessive du ventre, de l'écume autour de la bouche et des narines...... hâtons-nous de leur administrer les secours applicables dans ces tristes circonstances.

Lafosse a dit : « On ranime un homme noyé depuis peu, en soufflant avec force de l'air dans la trachée-artère, en lui donnant des lavements avec la fumée de tabac, en lui soufflant divers stimulants dans le nez ou la bouche ».

Il est encore extrêmement utile d'ajouter que le soin d'exposer le malade, après lui avoir retiré ses vêtements froids et surchargés d'eau, sans lui faire éprouver de secousses ou de mouvements précipités, de l'exposer à une douce chaleur que l'on augmenterait par degrés, observant de le tenir dans une situation telle que la tête soit un peu plus élevée que le tronc, de frotter avec des linges chauds et imbibés de quelque liqueur spiritueuse toutes les parties de son corps, et sur-tout cette région de l'abdomen, vulgairement appelée le creux de l'estomac, de le coucher ensuite bien chaudement;

Que ce soin, recommandé par des praticiens distingués, est si avantageux, que sans lui peut-être serait-il souvent arrivé de se donner une peine infructueuse.

L'opinion dans laquelle ont été plusieurs médecins, d'ailleurs très-recommandables, que l'épiglotte était chez les noyés totalement abaissée sur la glotte, leur a fait regarder la trachéotomie comme indispensable à l'introduction de l'air dans les poumons de ceux que l'on tenterait de rappeler à la vie.

Mais cette occlusion de la glotte est démentie par tant d'observations, qu'aujourd'hui ce procédé ne serait point admissible.

M. Portal enseigne la meilleure manière de faire parvenir l'air dans les principaux organes de la respiration.

» C'est d'introduire le tuyau d'un soufflet dans une des narines, et de comprimer l'autre avec les doigts. On peut, au défaut du soufflet, se servir d'un tuyau quelconque, que l'on introduira par la même voie. Il est plus avantageux de pousser l'air dans les narines que dans la bouche, parce qu'il parvient aussi facilement dans la trachée-artère, et que, d'ailleurs, beaucoup de noyés ont la bouche fermée par la convulsion des muscles de la machoire inférieure, et qu'on ne pourrait l'ouvrir sans une extrême violence ». (*Instruction sur les traitements des asphixiés par le méphitisme, des noyés, etc.*)

Parmi les moyens propres à déterminer une secousse, une commotion salutaires, on a proposé les vomitifs, l'électricité, le galvanisme ; mais il est des circonstances dans lesquelles il convient de n'employer ces divers excitants qu'après avoir diminué la quantité du sang, en pratiquant une large ouverture à l'une des veines jugulaires externes ?

Je ne puis encore mieux faire que de produire ici les sages réflexions de M. Portal, à l'égard de la saignée.

» La saignée peut-être employée dans le traitement des noyés ; mais comme il est des cas qui l'indiquent, il en est aussi qui en proscrivent l'usage : par exemple, il serait téméraire de la tenter sur des corps glacés, et dont les membres commencent à se roidir. Mais lorsqu'un sujet a été retiré de l'eau peu de temps après qu'il a été submergé, que son visage est noir, violet, ou simplement rouge, lorsqu'on y sent encore quelque peu de chaleur, lorsqu'enfin ses membres sont flexibles, ses yeux luisants et gonflés, alors il ne faut pas craindre de saigner. La saignée la plus efficace est celle de la jugulaire, elle dégorge directement le cerveau dont les vaisseaux sont alors distendus par le sang. De cette manière, on voit quelquefois le sujet revenir à la vie, dès qu'on a dégagé ce viscère de la pression qu'il éprouvait ». (*Ouvrage précédemment cité*).

Le même auteur propose d'introduire dans les gros intestins, à la place de la fumée de tabac, le lavement suivant : prenez : feuilles sèches de tabac, demi-once ; sel marin, trois gros ; faites bouillir dans une pinte et demie d'eau, réduisez à pinte, coulez, etc.

Il ajoute que si le noyé ne rend pas le premier lavement, on peut lui en donner un second, sur-tout lorsqu'il tarde à reprendre l'usage de ses sens.

Ce médicament lui paraît infiniment préférable à l'introduction de la fumée de tabac, quoique souvent tentée avec le plus grand succès, soit que l'on se servît de la machine fumigatoire de M. Pia, soit que l'on eût recours à celle de Louis, perfectionnée par Musschenbroeck, ou simplement à deux pipes allumées, dont on adaptait hermétiquement les fourneaux, et de l'une desquelles on fixait le tuyau dans l'intestin rectum, tandis que l'on soufflait par celui de l'autre.

S'il n'y a point de signes d'engorgement des vaisseaux sanguins du cerveau, on cherchera, à ressusciter la sensibilité des nerfs olfactifs, en dirigeant vers les narines l'action de l'alkali volatil fluor, ou en y introduisant, à l'aide d'un chalumeau, de la poudre de tabac, de poivre, et même d'hellebore blanc, d'euphorbe, sternutatoires beaucoup plus énergiques.

Ne doutons pas que tant de précautions et de moyens ne rendissent à la société plus d'une personne que l'on en aurait cru séparée pour jamais.

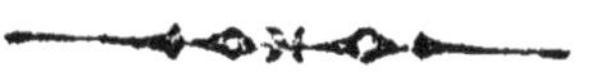

Suspension.

Quelqu'un est-il trouvé mort suspendu par une corde passée autour du col, il importe de savoir, 1° s'il a été pendu vivant; 2° s'il s'est pendu lui-même.

Pour décider la première question, il devient indispensable de comparer très-exactement l'état actuel du sujet avec celui des malheureux qui ont péri juridiquement, ou volontairement par la suspension.

On a remarqué que les effets ordinaires du supplice de la potence, étaient la lividité du visage, le froncement, la couleur noirâtre, l'excoriation même des parties sur lesquelles repose le principal lien, le gonflement, la lividité, la torsion des lèvres et de la langue serrée entre les dents, et très-souvent hors de ses limites; la tuméfaction des paupières bleuâtres et à demi closes, la rougeur des yeux, leur prominence et même leur déplacement effroyable, ainsi que Cristophe Burgmann l'a vu chez un supplicié; une écume rougeâtre et visqueuse dans le gosier, autour de la bouche et des narines;

le déchirement des muscles et des ligaments qui s'attachent à l'os hyoïde ; la lésion plus ou moins grande des cartilages du larynx et des premiers segments de la trachée-artère ; le déplacement ou la fracture des premières vertèbres cervicales ; la distension extraordinaire ou le déchirement de leurs ligaments ; la dépression , la rupture de la moële épinière ; la lividité des membres , la roideur et la lividité du tronc, la contusion livide des poignets et des autres parties sur lesquelles on avait placé des liens accessoires; une contraction des doigts , semblable à celle qu'ils affectent pour saisir fortement l'objet qui se présente , ou qu'ils semblent chercher en un péril imminent ; enfin l'engorgement des vaisseaux sanguins de la poitrine et de la tête.

Les signes que l'on a le plus souvent observés à la suite de l'étranglement volontaire , sont l'altération et même la difformité des traits du visage ; l'augmentation de volume et l'intensité de rougeur de la langue ; l'amas d'une écume sanguinolente à la bouche et aux narines ; l'enfoncement , le changement de couleur , les rugosités de la peau dans le cercle qu'a décrit le fatal lien.

L'absence de ces mêmes signes prouverait

que la suspension serait une ruse à laquelle on aurait eu recours pour empêcher de croire que le sujet fut péri d'une autre manière, et détourner de toute autre perquisition dont on conçoit la nécessité.

Si, d'un autre côté, l'on remarquait au col deux impressions, l'une circulaire, horisontale et livide, l'autre oblique et sans meurtrissure, on aurait lieu de présumer avec Louis, auquel nous devons cette observation importante, que l'étranglement aurait précédé la suspension effectuée par le coupable, pour écarter le soupçon de son crime.

Mais les signes de la strangulation volontaire sont-ils un témoignage irréfragable de suicide? Non, sans doute. Un homme saisi par des ennemis, dont toutes les forces réunies seraient infiniment supérieures aux siennes, pourrait être pendu sans qu'aucune partie de son corps, autre que celle où l'on aurait attaché le lien, parût avoir éprouvé la moindre violence. L'impression de la corde ne serait pas différente de ce qu'elle eût été, s'il s'était pendu lui-même.

M. Foderé pense que la luxation des vertèbres du col est toujours le résultat d'une violence extérieure, indépendante du suicide.

Cependant il est bien vraisemblable et l'on a certainement raison de croire que cet accident pourrait arriver à telle personne qui, déplorable instrument de sa perte, se laisserait, après les tristes préparatifs de la suspension, tomber avec force, sur-tout si cette même personne avait beaucoup d'embonpoint, si elle était d'une haute stature, ou d'une faible constitution.

Et combien n'importait-il pas aux prévenus dont Ant. Petit a pris la défense, que ce médecin célèbre soutînt cette dernière opinion!

Un habitant de Liège s'était pendu lui-même et luxé les premières vertèbres cervicales. Petit trouva dans la situation de la corde, et dans la texture lâche des organes du sujet, les raisons de ce déplacement, et rapportant avec justice au suicidé le tort irréparable qu'il s'était fait, en disculpa complétement les accusés.

On a désigné comme preuves non équivoques d'assassinat, les contusions, les blessures et l'effusion du sang.

Mais un simple raisonnement détruit la solidité apparente de cette assertion.

Une personne accablée de chagrins, pourrait, dans l'intention de les terminer, s'être maltraitée elle-même, et trompée par ses premières tentatives, aurait fini par se pendre.

C'est ce dont on devra nécessairement être persuadé, si d'ailleurs il est bien prouvé qu'elle ait essuyé des peines assez graves pour la porter à désirer la mort.

Je puis donc affirmer qu'autant il est facile de reconnaître si un homme a été pendu vivant, autant il est difficile de s'assurer s'il a été pendu par d'autres, ou s'il s'est pendu lui même.

Souvenirs des funestes erreurs dont la justice et l'humanité gémiront toujours, présidez à toutes nos décisions, et nous maintenez dans la crainte de commettre une de ces fautes que ne sauraient effacer d'inutiles regrets !

Je ne crois point étranger à mon sujet, d'indiquer les secours qu'il convient de donner aux personnes trouvées suspendues, si toutefois on pouvait encore espérer qu'ils ne fussent pas infructueux.

L'observation rapportée par Morgagni, dans la 19e épitre du second livre de ses recherches sur le siège et la cause des maladies, enseignant ce qu'il y a de plus avantageux à faire en pareille circonstance, je dois la proposer pour modèle, et m'occuper uniquement du soin d'en transmettre ici la traduction fidèle.

» J'ai vu, dit le célèbre Morgagni, une femme à laquelle des voleurs de nuit avaient, pour piller plus sûrement sa maison, si fort serré le col avec un petit mouchoir roulé en forme de corde, qu'ils ne doutèrent point, en la quittant, qu'elle ne fût morte. On lui trouva le visage gonflé, le teint livide, la bouche très-écumeuse, (et je fais remarquer ce dernier signe, afin que l'on sache qu'il ne faut pas admettre sans exception l'aphorisme d'Hippocrate, sur-tout comme il est énoncé à la fin du huitième chapitre du second livre de Celse : *Neque is ad vitam redit, qui ex suspendio, spumante ore, detractus est*, « on ne rappelle point à la vie » celui que l'on a tiré de l'état de suspension, » ayant de l'écume à la bouche) »; car la femme a été sauvée par la saignée du bras, du pied, et les cordiaux que lui administrèrent des gens habiles.

»Si l'on consulte Bacon et Riolan, on verra que le même traitement, aidé des fomentations et des bains chauds, a pareillement réussi chez des personnes qui avaient éprouvé le même accident. Le lien ne fut pas plutôt retiré, que la femme se trouva un peu soulagée ; mais elle ne recouvra, qu'après quelques heures, l'usage de ses sens.«

Empoisonnement.

Deux sentiments m'agitent à-la-fois : l'horreur qu'inspire le souvenir du plus lâche des forfaits, et la crainte de fournir, malgré toutes les précautions possibles, de nouvelles armes à la scélératesse.

Le chapitre de l'empoisonnement est, sans contredit, un de ceux que l'on doive traiter avec le plus de soin, de précision, de réserve.

Je ne puis donc trop m'observer, je ne puis donc me restreindre dans de trop justes limites.

Ce serait, selon moi, les dépasser bien mal-à-propos, que de parler de tous les corps vénéneux dont nous avons à redouter les approches.

Tracer les propriétés physiques et délétères des poisons les plus connus, démontrer la possibilité de confondre leurs effets avec ceux de certaines causes de maladies dont personne n'est exempt, exposer les moyens curatifs spécialement consacrés par l'expérience, telle est la tâche que je crois devoir m'imposer, et que je vais essayer de remplir utilement.

Poisons minéraux.

Arsenic blanc.

Des formes sous lesquelles se présentent toutes les substances vénéneuses, il n'en est point de plus perfide que celle de l'acide arsenieux. La blancheur et le brillant de cet acide, semblables à ceux du sucre, l'ont fait prendre plus d'une fois pour ce dernier, plus d'une fois l'ont fait employer à l'exécution d'un des plus grands crimes que les lois puissent punir.

J'ai donc de fortes raisons pour ne pas le mettre en oubli. Puissai-je empêcher de commettre la plus funeste des méprises, et retenir la main prête à laisser échapper le fatal poison !

L'acide arsenieux, substance dure, pesante, cassante, blanche, luisante, et d'une extrême causticité, devrait être à jamais banni des habitations, ou témérairement on le tient enfermé, jour et nuit, pour se débarasser d'animaux sans cesse occupés à ronger, à détruire, comme s'il n'était pas d'autres moyens de parvenir au même but, sans encourir les mêmes dangers.

Sublimé corrosif.

Cette préparation du mercure, désignée par les chymistes modernes sous le nom de muriate mercuriel corrosif, n'est pas moins redoutable

redoutable que l'acide arsenieux dont elle a la blancheur et la causticité. Mais heureusement, dans son état de cristallisation, ce sel ne peut être, comme l'autre, confondu avec aucune substance propre à satisfaire notre sensualité.

Vert-de-Gris.

Nous n'aurions qu'un éloge continuel à faire de l'un des métaux qui concourt le plus à notre agrément et à notre utilité, nous n'aurions qu'à nous féliciter de la possession du cuivre, si jamais l'eau, l'air, et les acides ne pouvaient lui faire subir la moindre altération. Mais leur influence sur ce précieux métal est telle, qu'en lui faisant perdre son premier éclat, ils lui communiquent encore la faculté cruelle de nous donner la mort.

Réduit en oxide par l'un ou l'autre des agents que je viens de nommer, il se présente sous la forme d'une croûte verdâtre, adhérente aux parois des casseroles et autres ustensiles de cuisine.

L'oxide de cuivre vert produisant, ainsi que je l'ai dit, de funestes effets sur l'économie animale, quels reproches n'aurait-on pas à se faire, d'y avoir donné lieu par un excès de négligence et de mal-propreté? De quel châtiment ne serait-on pas susceptible, si l'on pouvait les avoir fait naître à dessein?

Plomb.

Ce métal, sous tous les rapports, différent du cuivre, frappe désagréablement les sens de la vue, de l'odorat et du goût. Sa couleur est un gris sombre, sa saveur un peu acre, son odeur un peu fétide. Tout en lui repousse; tout annonce un corps dangereux. Ses effets sont terribles, et nous ne pouvons trop nous attrister sur le sort des malheureux que leur profession expose au danger d'en respirer continuellement la vapeur ou la poussière.

Mais aussi que de motifs n'aurait-on pas de sévir contre ceux de ces mêmes artisans qui, au mépris des sages ordonnances de la police et des lois de l'humanité, se permettraient de faire entrer le plomb dans l'étamage des vases de cuivre que l'on emploie journellement à la préparation de nos aliments, et dans les mesures de fluides potables, à la confection desquelles il ne doit jamais contribuer dans quelque proportion que ce puisse être?

Parlerai-je de l'abus détestable que l'on a quelquefois fait du plomb, dans ses divers dégrés d'oxidation, pour retirer au vin la saveur acide qu'il aurait contractée?

S'il n'est rien de plus vil que ce procédé, il n'est aussi rien de plus mal-adroit, puisque la chymie fournit des moyens infaillibles de s'assurer de la présence du plomb.

Poisons Végétaux.

Grande Cigue. (Conium maculatum, *Lin.*)

La tige s'élève jusques à la hauteur de

quatre à cinq pieds ; elle est grosse, un peu anguleuse, lisse, fistuleuse, rameuse, feuillue, parsemée de taches violacées, interrompue par des bourrelets circulaires situés à des distances inégales. Ses fleurs sont blanches, disposées en ombelles ouvertes et pourvues d'enveloppes générales ; leurs pétales sont au nombre de cinq, inégaux en grandeur, et cordiformes. Ses feuilles sont un peu luisantes, d'un vert foncé, amplexicaules, plusieurs fois ailées et terminées par une seule foliole. Ses fruits sont obronds, courts, et relevés de cinq côtes crénelées. Sa racine est fusiforme, marquée de stries annulaires très-rapprochées, jaunâtre en dehors, et blanche intérieurement.

Cette plante répugne au goût, et à l'odorat qui, mieux encore que l'œil, feront éviter de la confondre avec le cerfeuil ordinaire dont les feuilles, surtout dans leur jeunesse, ressemblent assez aux siennes.

Petite Cigue. (Æthusa cynapium, L.)

C'est surtout cette espèce qui croit au milieu des herbes potagères, et dont par conséquent il importe de confronter les caractéres avec ceux du persil, pour lequel il est aussi très-essentiel de ne pas la prendre.

Dans la petite cigue, la tige est glabre, tachetée de marques brunes, les fleurs n'ont point d'involucres.

Dans le persil, les tiges sont noueuses, verdâtres, inégalement striées ; les ombelles sont munies d'un involucre monophylle ou polyphylle.

L'odeur de la petite cigue est désagréable, sa saveur alliacée, qualités suspectes qui n'ont aucun rapport avec celles du persil, et qu'il faut, je le repète, consulter préférablement aux autres.

Pomme Epineuse. (Datura stramonium, L.)

Cette espèce de solanées, commune autour des habitations, est quelquefois haute de cinq à six pieds, sa tige est grosse, branchue, un peu velue. Ses feuilles sont larges, ovoides, à longs pétioles. Ses fleurs trés-

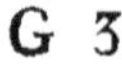

grandes, infundibuliformes, blanches ou rougeâtres, ayant à leur bord cinq angles, cinq plis, et cinq dents acuminées. Ses fruits sont verts, ronds, ordinairement munis de petites pointes non piquantes, dont les unes sont droites, les autres recourbées; sa racine est rameuse, ligneuse, et blanche.

Cette plante est fort amère, et repand autour d'elle une odeur très-fétide, mais c'est éminemment dans les feuilles que réside cette dernière qualité.

Jusquiame noire. (Hyoscyamus niger, L.)

C'est encore, dit M. Alibert, une des plantes qu'il est le plus important de connaitre, parce qu'elle se rencontre perpétuellement sous nos pas.

Elle pousse plusieurs tiges à la hauteur d'un à deux pieds, rondes, grosses, rameuses, et couvertes d'un épais duvet. Ses feuilles sont alternes, sessiles, grandes, cotonneuses, sinuées, profondément découpées; ses fleurs sont infundibuliformes, et d'un jaune veiné de rouge; ses fruits sont obronds; chacun a son couvercle qui le ferme assez exactement. Sa racine est longue, épaisse, brune en-dehors, et très-blanche en dedans; on l'a quelquefois prise malheureusement pour celle du panais.

J'ai remarqué que l'odeur de la Jusquiame noire approchait beaucoup de celle de l'assa fœtida.

Belladone Baccifère. (Atropa Belladona, L.)

Sa tige haute de quelques pieds, est verdâtre, ronde, velue, rameuse et brunâtre; ses feuilles sont larges, ovales, entières, molles, lanugineuses en dessous, et d'un vert noir en dessus. Ses fleurs sont d'un rouge obscur, campanulées, quinquefides, beaucoup plus larges que le calice. Ses fruits, dans leur parfaite maturité, ont la grosseur et la forme de grains de raisin, et sont d'un beau noir luisant; sa racine est grosse, perpendiculaire, extérieurement blanchâtre, et rougeâtre intérieurement.

La belladone baccifère, presqu'inodore, n'avertit, en quelque sorte, que par la luridité de ses feuilles, de se méfier d'elle. Elle se plait à l'ombre ; aussi la trouve-t-on particulièrement dans les bois, les fossés profonds, le long des murailles et des haies.

» Quelques auteurs ont conseillé de placer cette plante dans les plates-bandes d'un jardin, à cause de la couleur des fruits ; ces auteurs supposaient, sans doute, que les enfants n'iraient pas se promener dans ce jardin. Peu accoutumés encore à comparer les objets les uns avec les autres, ils prennent les fruits de la belladone pour des cerises, et les mangent ; un seul suffit pour les empoisonner. Combien d'exemples ne pourrait-on pas citer ici ! Comme cette plante aime les lieux pierreux, il n'est pas rare d'en trouver près des habitations. La prudence dicte de la faire détruire, de ne pas se contenter de couper les tiges, mais encore de fouiller la terre jusqu'à la profondeur de la dernière de ses racines. » *Rozier, cours complet d'Agriculture, t. II, p.* 197.

Morelle. (Solanum nigrum , L.)

Il n'est point de sol étranger à cette plante. On la trouve sur le bord des chemins, le long des haies, dans les champs, les jardins, sur les terreins sablonneux et secs, comme dans les endroits humides. Sa tige est verdâtre, rameuse, et se tient ordinairement à une hauteur médiocre : ses feuilles sont oblongues, les unes entières, les autres dentées, toutes d'un vert foncé qui fait ressortir les fleurs dont les segments disposés en rosette sont blancs, et les anthères, très-rapprochées, sont jaunes. Ses fruits sont de petites baies rondes, d'abord vertes, mais qui deviennent, en murissant, noires et succulentes ; sa racine est longue et déliée, son odeur est fétide, et sa saveur presque nulle.

Champignons.

Les espèces de champignons que l'on a

mises au rang de nos aliments sont bien peu nombreuses, en comparaison de celles dont il est si salutaire de ne jamais faire usage.

L'agaric blanchâtre, autrement appelé mousseron, l'agaric chanterelle, l'agaric et la morille comestibles, la clavaire coralloïde, peut-être mieux connue sous les noms de barbe de chèvre, menotte, etc., sont presque les seuls que l'on puisse manger impunément. On ne saurait trop soigneusement éviter tous les autres que leur âcreté plus ou moins grande, rend aussi plus ou moins dangereux.

Dans la classe populeuse que forment ces espèces, sont surtout à craindre celles que l'on a désignées en latin, sous les noms de *Torminosus*, *Necator*, *Acerrimus*, *Livens*, *Conicus*, *Muscarius*, *Bulbosus*.

Les couleurs sombre, noire, jaune, et sanguine, sous lesquelles se présentent les cinq premières espèces, nous mettent naturellement en garde contre elles.

Il n'en est pas de même à beaucoup près des deux dernières dont l'extérieur n'annonce aucunement la malignité.

Le port de l'agar ic moucheté est aussi séduisant que ses principes sont délétères. Son pédicule est épais, bulbeux à sa base, plein, blanc, haut de quatre à six pouces ; il soutient un chapeau convexe dans sa jeunesse, et plane dans son développement parfait. Ce chapeau est large de six à neuf pouces et d'une belle couleur écarlate, plus foncée dans son milieu qu'à la circonfèrence où il est un peu aurore ; il est ordinairement chargé de petites peaux blanches qui le rendent agréablement moucheté ; ses lames sont d'un blanc de lait.

Cette description empruntée de la flore française, nous enseigne à nous méfier des plus belles apparences.

L'agaric moucheté a quelquefois produit le plus grand des malheurs, ayant été pris pour l'oronge vraie, *Agaricus Aurantiacus*, vulgairement connue sous le nom de Jaseran.

L'agaric bulbeux que l'on a trop souvent aussi confondu avec l'agaric comestible, *Agaricus Campestris*, n'en diffère pas beaucoup par la couleur ; mais on peut, ce me semble, facilement ne pas s'y méprendre, le champignon comestible étant parsemé de taches velues et écailleuses, qui ne se rencontrent point dans l'agaric bulbeux, ce dernier lui-même étant trahi presque toujours par les débris d'une enveloppe radicale complète et colorée que n'a point l'agaric comestible dont l'odeur suave atteste encore l'innocuité.

L'agaric blanchâtre, *Agar. Albellus*; l'agaric chanterelle, *Agar. Cantharellus*; la morille comestible, *Phallus Esculentus*, et la clavaire coralloïde, *Clavaria Coralloïdes*, comme l'agaric comestible, affectent agréablement l'odorat.

Mais l'agaric blanchâtre est surtout remarquable par sa forme et sa grosseur qui sont à-peu-près celles d'un petit pois, et par le berceau de mousse dans lequel il naît et se développe.

L'agaric chanterelle, par la couleur fauve de son chapeau, presqu'infundibuliforme, par l'étroitesse de ses lames rameuses et décurrentes.

La morille comestible, par sa forme celluleuse, et sa couleur qui participe du blanc, du jaune et du rouge.

Enfin, la clavaire coralloïde est douce au

toucher, rameuse comme le corail, et forme une espèce de gazon nuancé, comme l'agaric précédent, des diverses teintes blanche, jaune, et rouge.

Apprendre à bien connaître ces mêmes espèces, n'est-ce pas apprendre à se garantir de l'erreur où les autres pourraient faire tomber, erreur dont les suites ont été presque toujours l'écueil des ressources médicales?

Poison animal.

Cantharide des boutiques, (Meloe vesicatorius. L.)

A l'exemple de l'abbé Rozier, je transmettrai, comme étant très-exacte, la description que Geoffroi, dans son histoire abrégée des insectes, a donnée de cette espèce de coléoptère. « Elle varie prodigieusement pour la grandeur; tout son corps est d'un beau vert doré, à l'exception de ses antennes qui sont noires. Elles sont placées devant les yeux, un peu sur le sommet de la tête : leur premier anneau seul est vert, et les autres sont noirs. Les mâchoires sont saillantes et couvertes d'une petite lame ; le corcelet est inégal, fort étranglé proche de la tête, se dilatant ensuite et formant une pointe mousse de chaque côté ; vu à la loupe, il paraît un peu pointillé ainsi que la tête ; les étuis sont d'un beau vert, un peu mous, flexibles, comme chagrinés à cause des petits sillons irréguliers qui se joignent et se confondent ; on distingue, sur chacun, deux raies longitudinales assez apparentes ; les aîles sont brunes, et le dessous de la poitrine a quelques poils. »

Cet insecte, dont l'application extérieure dans les maladies les plus graves, a, pour ainsi dire, opéré des miracles ; cet insecte, en un mot, si précieux à l'art de guérir, si cher à l'humanité, pourrait-il lui être désigné comme un ennemi cruel, si la méchancheté, si le libertinage qui ne respectent rien, n'en avaient fait un emploi non moins pernicieux que criminel ?

Je ne me vois pas sans émotion obligé

de faire le tableau des accidents que produisent les substances vénéneuses dont je viens de parler.

L'arsenic, le sublimé corrosif, le vert-de-gris, les cantharides enflamment, cautérisent, corrodent.

Le premier de ces divers effets qui se succèdent plus ou moins promptement, selon que la texture des organes du sujet a plus ou moins de consistance et d'énergie, se manifeste par l'accélération du mouvement du sang, la dureté, la vitesse et l'irrégularité du pouls, par une chaleur dévorante; des douleurs de tête, de poitrine et surtout de l'abdomen où elles sont atroces; une soif ardente et quelquefois d'autant plus cruelle que les parties offensées ne pouvant supporter le contact des fluides, même les plus légers, elle devient, par cela même, impossible à satisfaire; par une anxiété générale, le gonflement et la rougeur intense du visage, la saillie des yeux étincelants, une grande sècheresse de la bouche, un resserrement douloureux du gosier, une oppression considérable, des nausées, des épreintes violentes, des vomissements énormes, des selles sanguinolentes, en un mot tous les symptômes d'une inflammation excessive à la suite desquels surviennent des défaillances, des sueurs froides, l'aliénation des facultés intellectuelles, des convulsions effrayantes, derniers et vains efforts de la nature épuisée, souffrant encore, mais n'ayant plus la conscience de sa douleur, et près de terminer, sans le savoir, une scène dont le récit pénètre de chagrin et de frayeur.

Cette scène affreuse a souvent été reproduite par les grande et petite cigues, et par les champignons délétères dont on me saura peut-être gré de n'avoir pas, autrement que je ne l'ai fait, indiqué les signes de réprobation.

A la vérité l'action de ces poisons végétaux est moins vive que celle de l'acide arsenieux, du muriate mercuriel corrosif, de l'oxide de cuivre vert, et des cantharides, mais l'effet en est le même, à peu de chose pres, et c'est ce dont trop d'infortunés ont fait la triste expérience.

Les autres substances vénéneuses occasionnent une série de symptômes très-singuliers

guliers et caractéristiques de la lésion des organes de la sensibilité.

Le désordre dans les idées, des vertiges, un besoin continuel de parler, des contorsions, des gestes, et des propos ridicules, des mouvements spasmodiques, des baillements, des frayeurs, une espèce d'engourdissement, sont les suites ordinaires de l'usage des sémences et racines de la pomme épineuse, et de la jusquiame noire, des baies de la belladone et de la morelle.

Mais ces mêmes substances que l'on a regardées comme essentiellement stupéfiantes et narcotiques, agissent aussi quelquefois comme poisons âcres, et rivalisent alors de malignité, de férocité même avec les premiers.

A quoi donc attribuer cette différence d'action d'un même corps, si ce n'est à la sensibilité plus ou moins grande des solides vivants sur lesquels elle s'exerce ?

Il est encore certains signes de l'usage pernicieux de quelques uns des êtres malfaisants que j'ai signalés, signes essentiels, isolés à dessein d'attirer plus particulièrement sur eux les regards du lecteur.

Ces signes sont à la suite de l'empoisonnement par l'arsenic, le sublimé corrosif, le vert-de-gris, une sensation de stipticité métallique, et un crachotement involontaire.

Par le plomb, la décoloration du visage, la saillie des muscles du bas ventre, la torsion et l'enfoncement extraordinaires de l'ombilic, la constipation, les douleurs inexprimables, la résistance et les inégalités des intestins, l'occlusion spasmodique de l'anus. Les autres symptômes ont été décrits, car ce sont ceux de l'inflammation, de l'érosion, du sphacèle que finit par opérer ce funeste métal.

Les principaux indices de l'empoisonnement par la pomme épineuse et la morelle, sont une propension invincible au sommeil et une très-grande dilatation des pupilles.

Par la jusquiame, une espèce d'ivresse, le regard farouche, le ris sardonique.

Par la belladone, un délire gai.

Par les cantharides, une dysurie cruelle, une chaleur et un éréthisme très-douloureux des voies urinaires.

Mais ces mêmes poisons n'ont pas seuls la triste propriété d'occasionner tant d'accidents ; elle est aussi celle des principes psorique, herpétique, arthritique, dont on a vu la métastase sur un organe essentiel à la vie, comme eux réduire le sujet à la situation la plus déplorable, causer sa destruction, comme eux enfin donner lieu d'observer une distension considérable, où l'affaissement des parois abdominales, l'altération hideuse des traits du visage, la lividité de plusieurs parties de la peau, la phlogose, l'exulcération, la mortification, la perforation de l'œsophage, de l'estomac, des intestins, du diaphragme, etc. ; l'engorgement, la dureté de certains viscères, le rétrécissement, le dessèchement, la flétrissure de quelques autres ; un épanchement de sang, de matières muqueuse, glaireuse, séreuse, bilieuse, fétide, ichoreuse, dans une seule, ou dans toutes les grandes cavités du corps.

Ce rapport frappant entre les effets de causes si différentes, démontre la nécessité de ne déclarer qu'une personne a été empoisonnée qu'autant que l'on trouverait en elle la preuve matérielle de l'empoisonnement.

Parmi les personnes mortes empoisonnées, il en est peu chez lesquelles tous ces désordres se soient trouvés réunis. Il en est aussi, mais ! certes, ces exemples sont bien rares, il en est, dis-je, qui n'en ont laissé voir aucun.

Peut-être chercherait-on vainement d'autre preuve de l'impuissance apparente de l'acide arsenieux sur quelques-uns des organes les plus importants du corps humain, que celles qui se rencontrent dans la dissertation lumineuse de M. Casimir Renault sur cet oxide métallique.

L'une est fournie par une petite fille de deux ans, l'autre par un adulte que l'arsenic fit périr, sans laisser d'autre témoin que sa présence dans leur estomac.

C'est à ce même signe, à lui seul qu'il faut s'en rapporter dans un empoisonnement présumé. C'est de l'existence du corps vénéneux dans les entrailles du sujet que doit sortir, comme de sa source naturelle, le jugement que l'on est chargé de porter sur la cause de sa mort.

Sans ce signe, le seul irréfragable, point d'opinion certaine, point de conséquences admissibles, puisqu'elles ne seraient fondées sur rien de positif, sur rien qui portât un véritable caractère de conviction.

Si la victime a succombé sous l'action meurtrière d'un poison végétal pris en substance, elle en conservera des restes encore assez peu altérés pour expliquer la cause de sa perte.

Il n'en est pas toujours ainsi de l'arsenic et du sublimé corrosif dont la scélératesse a fait un horrible choix. Ces deux poisons peuvent être entiérement dissous.

Dans cette hypothèse, ce qu'il y a de mieux à faire, c'est de recueillir soigneusement les matières contenues dans les premiers voies, quelqu'en soient la nature et la quantité, de les soumettre ensuite à diverses épreuves.

Si elles contiennent de l'arsenic, bientôt après qu'elles auront été posées sur des charbons ardents, il se trahira lui-même en exhalant une fumée blanche, et une odeur alliacée, suffocante.

Si l'on obtient, après cette première expérience, le double effet de rougir la teinture de violettes, de décomposer les sulphures hydrogénés de potasse et de chaux, on aura toutes les raisons possibles de rapporter à l'arsenic la mort du sujet.

On pourra de même avec assurance l'imputer au sublimé corrosif, si, avec ces mêmes substances, on fait verdir les couleurs bleues végétales, si de leur mélange avec un alkali fixe, résulte un précipité jaune orangé, comme avec les sulphures hydrogénés et les hydrosulfures alkalins, un précipité noir.

Enfin on sera deux fois en droit d'en accuser l'oxide de cuivre vert, si elles font perdre au fer sa couleur, en le rougissant ; si, étendues dans l'acide nitrique, elles donnent avec le carbonate de soude un précipité vert-bleuâtre, avec la soude un précipité brun-grisâtre, etc. J'ajoute que la présence des sucs gastrique, bilieux, intestinal, etc., rendront très-difficiles ces diverses opérations.

Quoiqu'il en soit, tels sont les indices d'après lesquels on pourra décider qu'il y a eu empoisonnement par l'arsenic, le sublimé corrosif, le vert-de-gris, et qui justifieront toutes les recherches que l'on jugera à-propos de faire pour s'assurer si l'on a seulement à déplorer une fâcheuse méprise, un défaut de précaution, un malheureux suicide, ou si ce ne serait pas un infâme assassinat qu'il s'agirait de venger.

Maintenant je suppose que l'on reclamât notre ministère à l'égard d'une personne en proie aux sinistres effets d'un principe vénéneux, sans doute il n'y aurait pas un seul instant à perdre, et le défaut de zèle deviendrait alors impardonnable.

Mais sachons associer à la plus grande activité cette utile et sage discrétion à l'aide de laquelle l'un des médecins les plus recommandables parvint à guérir certain malade qui, près d'entrer en convalescence, avait été probablement empoisonné.

Le fait méritant d'être raconté comme un exemple de prudence et de sagacité, je dois m'empresser d'en donner ici la traduction.

» Je traitais, dit l'illustre Morgagni, un homme robuste, grand, et replet, d'une fièvre qui s'était modérée au point de permettre qu'il se levât quelquefois.

A peine demi-heure après un léger souper

consistant en un peu de pain cuit dans du bouillon, il se trouva surpris d'un vomissement d'autant plus importun qu'il revenait plus fréquemment. Au milieu de la nuit, un de ses domestiques vint me dire ce qui se passait, et me demander ce qu'il y avait à faire. Persuadé que la grande importunité résultait de ce que le malade était obligé de vomir, l'estomac étant vuide, j'ordonnai qu'on lui donnât du bouillon, et si le vomissement persévérait, qu'on lui administrât un lavement pour le faire cesser. Ces secours ayant été inutiles, le domestique revint : je proposai d'autres remèdes, parmi lesquels un grain de laudanum opiate, promettant de me rendre auprès du malade, si ces nouveaux moyens ne réussissaient pas. Le laudanum lui-même ayant été rejetté après un quart-d'heure, je me levai et fus avec le domestique chez le malade. Chemin faisant, étonné de ce qu'il était survenu tout-à-coûp, et sans cause évidente, un vomissement aussi grave et aussi opiniâtre, je demande si le malade n'aurait point fait quelqu'imprudence, soit en mangeant trop, soit en mangeant des choses différentes de celles que je lui avais permises. Il n'a pris, me répond le domestique, que le pain cuit dans le bouillon, ou N... a mis la poudre que vous aviez ordonnée. Comme je n'avais conseillé de faire entrer dans le potage aucune espèce de poudre, et que je connaissais le caractère de celui qui l'avait employée, je songeai en silence à ce que j'avais à faire sur-le-champ, à ce qu'il était essentiel de taire, et aux précautions dont il fallait user. Je trouvai le malade implorant du secours, et se plaignant moins du vomissement que d'une anxiété inexprimable vers le scrobicule du cœur. Il n'y avait ni tension, ni douleur, non plus que dans la région de l'estomac; mais le sujet éprouvait souvent des hoquets, des rapports, et une difficulté de respirer fort incommode. Le pouls était très fréquent, petit et faible. Prenez courage, dis-je à ce malheureux, vous voyez combien vous avez rendu de mauvaises humeurs, (En effet, la majeure partie consistait en matière visqueuse dont il était rempli et qui surnageait; dans le fond était le pain qu'il avait pris et n'avait restitué que quelques heures après les premières évacuations) maintenant il ne s'agit plus que de vous réparer par des sucs de meilleure qualité, et je lui fis prendre incontinent un grand verre de lait de vache que j'avais envoyé chercher dans le voisinage. Il s'écria , aussitôt après l'avoir bu , que je lui avais rendu la vie. Effectivement les choses s'ameliorèrent, au point qu'avant deux heures , le pouls avait recouvré sa force et sa grandeur naturelles, l'angoisse avait diminué , le vomissement n'était pas revenu , même en le provoquant artificiellement. Je fis donner une plus grande quantité de lait , pour qu'il fut rejetté par la bouche , si cela devait être , ou qu'il lubrifiat et purgeat les intestins ; j'obtins ce dernier effet , le ventre se relacha , le pouls perdit en même tems de sa fréquence , et la difficulté de respirer , et le hoquet qui déjà devenaient plus rares , se firent à peine sentir une ou deux fois , les jours suivants. On donnait aussi au malade des crêmes d'orge ou de riz au lait , et du petit lait autant qu'il en voulait prendre , car la soif et la chaleur augmentaient à mesure que le ventre était libre , et le petit lait calmait ces deux symptômes. Les lavements avec ce fluide , ou le lait , tempéraient la chaleur qu'éprouvait aussi le podex. Pour abreger , en deux ou trois jours , tous les effets de cette poudre vénéneuse furent entièrement effacés.

Tant que le malade a vécu, et il a vécu plusieurs années encore après cet événement, ni l'estomac, ni les intestins n'ont paru en avoir conservé aucune trace.

Assurément, il a du la conservation de ses jours aux humeurs visqueuses dont il regorgeait, comme je l'ai dit, au vomissement prompt et fréquent, enfin, au lait et au petit lait dont la quantité avait expulsé ce qui restait de la substance vénéneuse dans l'estomac et les intestins, et fait disparaître, par leurs qualités invisquante, laxative, et délayante, les accidents que cette matière avait produits.

Il me serait permis, les sujets de cette observation n'existant plus depuis long-tems, d'exposer comment j'ai empèché que l'on ne tendit de nouveaux piéges à mon malade, et me suis garanti moi-même de la vengeance que le scélérat N... aurait certainement exercée contre moi, s'il s'était apperçu que je voulusse l'empêcher de consommer son forfait. (*De sed. et caus. morb. epist.* 59, *n*°. 6)

Le silence admirable que Morgagni jugea propre à faire échouer la plus infâme perfidie, réussit trop bien pour que nous ne dussions pas nous faire une loi de l'observer en pareille circonstance.

L'humanité nous impose la même obligation envers ces infortunés qui, croyant n'avoir plus qu'à gémir sur la terre, oseraient s'empoisonner dans l'intention de faire cesser une existence devenue trop pénible pour eux; nous devons, dis-je, s'ils nous font l'aveu de leur crime, en garder le secret, et leur prodiguer tous les moyens de consolation, de guérison, dans l'espoir qu'échappés aux sinistres effets de leur déplorable erreur, ils sauront l'expier en supportant courageusement une vie à laquelle ils s'étaient arrogé le droit sacrilége d'attenter.

Mais ce témoignage qu'il faudrait bien se garder de faire connaître si les suites du traitement répondaient à nos espérances, il est de notre honneur, il est de notre conscience de le révéler, si le malade est menacé d'une fin prochaine, et de lui faire sentir qu'il ne peut se dispenser de le rendre lui-même, en présence de personnes dignes de foi, pour empêcher la calomnie de satisfaire, ou plutôt d'assouvir son désir toujours pressant de nuire.

Je reviens aux secours qu'il faut administrer. Rappelons-nous, dans cette circonstance délicate, que l'anxiété, la douleur, le spasme, et bien d'autres accidents que font naître les substances vénéneuses, peuvent être également occasionnés par une hernie étranglée, par un abus d'aliments les plus sains, ou par une nourriture grossière, indigeste, et des boissons de mauvaise qualité.

Ne nous dissimulons pas que c'est la nature des symptômes, plus encore que celle du poison, qui détermine le choix des médicaments.

Le point essentiel est d'expulser des premières voies le principe délétere.

Si donc cela est possible, je veux dire si ces mêmes parties, n'éprouvant encore qu'une légère sensation de pesanteur et de douleur, faisaient les moindres efforts pour s'en débarrasser, nous n'hésiterons pas à donner l'eau tiède en abondance, et bientôt après, à lui associer le tartre émétique, s'il est besoin d'exciter plus puissamment leur irritabilité, en usant toutefois des précautions que porteraient à prendre l'âge et la constitution du sujet, ou telle maladie qui serait antérieure aux accidents réputés effets de l'empoisonnement.

Mais autant il est permis de bien augurer d'une juste application des vomitifs, autant il est prescrit par la saine raison de s'en abstenir, si les nausées sont le produit d'une violente irritation, si d'ailleurs elles se trouvent accompagnées de vives douleurs.

Faciliter la circulation, diminuer la chaleur générale, émousser l'âcreté du corps vénéneux, et rendre en quelque sorte aux viscères dans lesquels il s'est introduit, cet enduit muqueux, ce velouté si nécessaire dont il les a dépouillés, telles sont les indications qui se présentent; et quoi de plus conforme au vœu de la nature, que de désemplir les veines du col, du bras, du pied, d'employer les bains tièdes, d'administrer le lait, le petit lait, la dissolution de gomme arabique, la décoction de racine de guimauve, ou de toute autre substance également adoucissante, en boisson et en lavement, afin de porter dans tout le tube intestinal le remède aux maux qu'il éprouve?

Ces moyens sont aujourd'hui substitués par les bons Praticiens, aux hydrogènes sulphurés de potasse et de chaux, proclamés naguère comme antidotes de l'arsenic, et dont M. Renault, dans le traité auquel je me suis fait un plaisir de rendre hommage, a mis en évidence l'inefficacité.

Si le sujet est dans un état de stupeur, notre premier soin sera de l'exciter au vomissement, après quoi nous aurons recours aux boissons très-acidulées, soit avec le jus de citron, de limon, de groseilles, de mures, soit avec le vinaigre, ou l'esprit de souffre.

De toutes les maladies qu'engendrent les corps vénéneux, il n'en est point dont le traitement ait subi plus de variations que celle à laquelle sont perpétuellement exposés les peintres, les plombiers, les potiers, etc.

» On a trouvé, dit un auteur célèbre, » que les huileux étaient éminemment efficaces dans cette maladie.

» D'autres ont conseillé l'usage abondant du » vinaigre, afin de dissoudre par son moyen

» les parties saturnines, et de les rendre plus » faciles à évacuer.

» On a, avec plus de raison, recommandé » le mercure, et l'expérience a justifié l'o- » pinion qu'on avait eue de ce remède. *Selle*, » *Méd. clin.*, *t.* 2, *p.* 150, *trad.* par Coray ».

Il est aisé de concevoir que l'intention des premiers était d'emporter le principe de la maladie, et d'appaiser en même tems la douleur des organes avec lesquels il était en contact immédiat, double effet que promettent les propriétés relachante et sédative des corps huileux;

Que les partisans de l'acide acéteux le préferaient à tout autre remède, parce qu'il est d'un usage ordinaire et facile, et qu'en outre il a, comme acide, la faculté de dissoudre le plomb. Mais si le vinaigre opérait cette dissolution dans les premières voies comme on la lui fait faire dans un matras, loin de s'en féliciter, ne serait-ce pas au contraire, une raison de craindre encore plus pour le malade, puisqu'il encourera d'autant plus de risques que les particules métalliques seront plus attenuées, plus divisées, et réduites à une oxidation plus complète?

Enfin

Enfin que le mercure a été prescrit absolument pour arrêter les progrès de la constipation, et restituer au canal intestinal son diamètre et sa forme ordinaires, résultats très-utiles sans contredit, mais insuffisants, puisqu'en faisant disparaître, par sa pesanteur spécifique, les principaux effets du plomb, le mercure n'en entraîne pas la cause.

Il est une autre méthode que ses succès ont fait survivre à toutes les autres, méthode usitée depuis long-temps à l'hospice de la charité de Paris, parfaitement décrite dans les traités de Desbois de Rochefort, et de M. Alibert.

Elle est émétique, purgative, sudorifique, lénitive, et semble propre à surmonter les obstacles que font naître, dans les premiéres voies, les particules du plomb, à les expulser, à corriger les fâcheuses impressions de ce poison métallique, et des remèdes énergiques dont il a déterminé l'emploi.

Il est bien rare que les malades ne conservent une certaine faiblesse dans les organes de la digestion, et n'éprouvent des tremblements, avant-coureurs ordinaires de la paralysie.

Je pourrais ajouter à la description que j'ai donnée de quelques corps vénéneux, celle de beaucoup d'autres qui se rencontrent dans les trois règnes de la nature, mais je sens l'inconvénient d'éclairer les méchants sur des objets qu'il importe tant de leur laisser ignorer.

Peut-être, d'ailleurs, trouvera-t-on que j'aie suffisamment traité de l'empoisonnement, et s'il en est ainsi, l'on ne s'étonnera pas que je cède au besoin d'éloigner de mon esprit un si triste sujet.

Mort subite et Asphyxie.

Qu'un homme ait le malheur de mourir subitement, en quelqu'endroit que ce puisse être, il convient de chercher la cause de sa mort, pour donner à la société tous les renseignements qu'elle exige à cet égard.

Si l'on apperçoit à la tête, aux extrémités, ou sur le trajet des vertèbres, contusion, déplacement, fracture, etc., que l'on se garde bien d'en conclure aussi-tôt qu'il a été porté quelqu'atteinte aux jours du sujet, puisque ce serait supposer un crime, si ces mêmes accidents étaient occasionnés par la chute dans laquelle entraîne nécessairement une attaque d'apoplexie.

Il peut être mort au milieu d'un accès de colère ou de joie; il peut avoir éprouvé l'interruption subite de quelqu'évacuation sanguine habituelle, comme l'hémorrhoïdale, la nasale, etc., ou le déplacement de l'un des principes morbifiques dénoncés dans le chapitre précédent, ou même avoir payé de sa vie l'imprudence qu'il aurait faite de laisser cicatriser un ulcère que son ancienneté l'avertissait de conserver comme un mal nécessaire; il peut encore avoir succombé sous l'impression violente des rayons du soleil, avoir péri par l'intemperance du vin, de la bonne chere, ou par tel autre excès; et ne sont-ce pas aussi des causes d'une mort inopinée qu'une très-forte constitution, qu'un embonpoint extraordinaire, que la grosseur et la briéveté du col?

Ce que l'on remarque pour l'ordinaire à la suite de ces sortes d'événements, ce sont la pâleur, ou la rougeur du visage, la plénitude des vaisseaux sanguins du cerveau, et rarement l'effet contraire, un épanchement soit de sang, soit d'un fluide séreux ou jaunâtre, dans la cavité du péricarde, entre le crâne et l'organe cérébral, dans la propre substance de ce viscère, dans ses anfractuosités, ses ventricules, entre le canal vertebral et la moële épinière, entre ce prolongement du cerveau lui-même, et celui de ses membranes; ce sont l'engorgement ou l'affaissement du plexus choroïde et du rezeau dont la glande pinéale est en partie recouverte, leur couleur terne ou très-animée; enfin c'est quelquefois la rupture de la pulpe médullaire, du tissu spongieux des poumons, celle des oreillettes et des ventricules du cœur.

Si, d'ailleurs, on découvre une exostose considérable à la face interne des os du crâne, ou quelqu'excroissance formée aux dépens de l'une des membranes du cerveau, ou, ce qui n'est pas moins funeste, des ossifications dans quelques parties des artères carotides et vertébrales, du cœur et de ses dépendances, ou des dilatations énormes de leurs parois, on sera convaincu que le sujet recelait un ennemi redoutable, auquel il devait céder tôt ou tard.

Il est un autre genre de mort dont on cite heureusement peu d'exemples. C'est celui qu'occasionne le feu du tonnerre. Le corps qu'il atteint mortellement peut être intact dans toute l'étendue de sa surface, tandis que ses grandes cavités seront le siège de désordres affreux, tels que la suppuration, la destruction partielle ou complette des principaux organes de la sensibilité, de la circulation, de la respiration, de la digestion, etc.

Si le sujet a été suffoqué par la vapeur du charbon, ou la fumée de lampes et de chandelles mal éteintes en des lieux étroits, s'il a succombé sous l'atteinte redoutable des miasmes pernicieux d'un égout, d'un marais fangeux, etc.; l'engorgement des vaisseaux sanguins pulmonaires se trouvera réuni à la plupart des signes dont j'ai fait mention; en outre l'épiglotte sera relevée, la glotte béante, la langue très-épaisse, les faisceaux charnus seront faciles à séparer, la peau sera échymosée, livide en divers endroits; peut-être aussi s'écoulera-t-il par le nez et la bouche, un sang très-fluide et noirâtre.

C'est donc de l'anatomie particuliérement que naîtront les moyens d'obvier à toute espèce d'inculpation, puisque cette science a pour objet de comparer l'état actuel des organes internes et externes, avec l'action des puissances qui en ont banni pour jamais le principe de la vie.

On a regardé l'hémorragie comme un signe de mort violente, mais combien ne trouve-t-on pas d'occasions de se convaincre que le sang, chez des personnes mortes de maladie interne, conserve toute sa fluidité, et s'écoule très-facilement par la moindre ouverture faite à l'un des vaisseaux qui le contiennent, et même spontanément par les yeux et autres issues, après une péripneumonie, à la suite de fièvres putrides, malignes, etc., dont la terminaison a été funeste ?

Des médecins expérimentés ont assuré que les échymoses n'étaient pas un indice certain de violence.

Comme eux, je protesterai que j'ai, même assez fréquemment, observé des taches tout-à-fait semblables à celles qui résultent d'une contusion, chez des personnes qui n'avaient, avant de mourir, éprouvé aucune lésion externe.

Que d'erreurs fâcheuses aurait épargnées la connaissance de cette vérité !

Les congestions de sang sont aussi des effets trop ordinaires de diverses maladies, pour les attribuer exclusivement à une mort violente.

Après m'être douloureusement occupé des événements qui constituent la première partie de ce chapitre, j'apperçois au moins, dans celle qui me reste à traiter, un motif de consolation, puisqu'il s'agit d'exposer en faveur des asphyxiés les moyens de les rappeler à la vie.

Je me souviens avec une intime satisfaction, de n'avoir pas été vainement appelé auprès d'une femme asphyxiée par la vapeur du charbon. Cette malheureuse ne donnait, quand j'approchai d'elle, aucun signe de vie. Je m'empressai de la faire exposer à l'air libre, et répandis sur son corps beaucoup d'eau froide. Ces deux fluides agissant simultanément, l'un par sa vertu spécifique sur les poumons dont il est le principal moteur, l'autre par sa fraîcheur révivifiante, opérèrent l'espèce de résurrection que j'avais, pendant quelques moments, désespéré d'obtenir.

Ma conduite était conforme à la nature des accidents que l'on éprouve dans l'asphyxie.

Je devais essayer, 1° par une secousse imprimée aux poumons, de les tirer de l'état léthargique dans lequel ils avaient été plongés tout à-coup; 2° d'accélérer la circulation du sang, en donnant du ton aux canaux qu'il occupe, et en faisant disparaître la disproportion de son volume actuel, avec celui qu'il a dans l'état ordinaire.

Les indications étant les mêmes chez les personnes qui se trouveraient en proie à l'action promptement mortelle du gaz acide carbonique que laissent échapper le vin, le cidre, la bière, et toute autre liqueur en fermentation; des gaz nitreux et muriatique dont le danger ne se manifeste que trop souvent dans les ateliers où se font l'eau forte et l'esprit de sel; de ceux enfin qui s'élèvent des tombeaux, des caves, des puits infectés, qui circulent dans les hôpitaux, les prisons, les vaisseaux, les salles de spectacle, etc.; le même procédé que Gardanne, médecin très-recommandable, a principalement indiqué dans son catéchisme sur les morts apparentes, produirait vraisemblablement de pareils résultats.

Mais l'air et l'eau ne sont pas les seules ressources que l'on puisse opposer avec fruit aux agents délétères dont je viens de parler.

Tous les acides, et sur-tout l'acéteux, que Gardanne conseille encore d'administrer, partagent avec elles, et quelques autres remèdes, cette heureuse faculté.

» On doit, dit M. Portal, faire avaler, s'il est possible, à l'individu asphyxié, du vinaigre affaibli avec trois parties d'eau; on doit aussi le lui donner en lavement avec beaucoup d'eau froide. Les frictions faites avec le vinaigre ont été souvent utiles. J'ai vu des personnes incommodées de vives douleurs de tête pour s'être exposées à la vapeur du charbon, que l'usage du vinaigre a toujours soulagées. On doit également recourir aux frictions sèches sur la peau, aux lavements irritants, aux ventouses scarifiées, et même à la saignée, si chez l'asphyxié profondément assoupi, la déglutition est totalement empêchée. L'ouverture de la saphene interne est préférable d'abord, mais si l'assoupissement paraît augmenter, si le visage est rouge, si les lèvres sont gonflées, les yeux saillants, et qu'il y ait beaucoup de chaleur à la peau, il ne faut pas balancer à pratiquer la saignée de la jugulaire. (*Ouvrage cité*). «

Les remèdes ci-dessus proposés seraient également applicables à l'enfant qui viendrait au monde, privé de sentiment et de mouvement ; mais il est démontré dans l'exemple suivant, tiré des mémoires de l'académie de Toulouse, année 1788, que l'introduction de l'air par les narines, est le plus efficace.

» Un nouveau né était dans un état apparent de mort. Tous les moyens ordinaires, sur-tout l'insufflation par la bouche, avaient été inutilement employés pendant trois quarts-d'heure. Le médecin appelé pour donner du secours à la mère, crut devoir faire de nouvelles tentatives, et au lieu de chercher à introduire l'air dans les poumons par la bouche, il essaya de l'y conduire par les narines. Dès la troisième insufflation, il sentit les côtes de l'enfant s'élever, et la poitrine se dilater. Il introduisit alors la barbe d'une plume dans l'arrière-bouche, pour en faire sortir quelques glaires. Il réitéra l'insufflation. Il entendit un petit bruit, sentit le cœur battre et ensuite les artères. Un moment après, l'enfant ouvrit les yeux, et remua un bras. Il resta une heure sans pleurer; enfin ses forces ayant été ranimées avec un peu de vin, il s'agita, et ses cris confirmèrent son parfait retour à la vie ».

Janin propose de frotter toutes les parties du corps de l'asphyxié par le méphitisme des fosses d'aisance, avec du fort vinaigre, d'en verser dans la bouche, d'en introduire dans les narines, et fait espérer que le sujet ainsi secouru, sortira bientôt de son état d'asphyxie. « Ce moyen, ajoute-t-il, n'exclut pas les autres secours de l'art, mais voilà l'agent principal, et j'ose dire l'unique pour secourir avec un plein succès l'asphyxié ».

Cependant il est certain que cet agent auquel Janin accorde tant de confiance, ne remédie pas plus à l'asphyxie causée par ce méphitisme, qu'il ne sert à la destruction absolue du principe funeste et contagieux qui l'a produite.

M. Hallé s'est acquis bien des droits à notre reconnaissance en répétant, en multipliant les expériences de Janin dont il a puissamment refuté l'ouvrage imprimé pour la seconde fois, en 1782, sous le nom spécieux *d'antiméphitique*.

Si l'on doit à Janin des éloges pour dix années de recherches dont le but était de conserver les jours de ces malheureux condamnés par leur état à ne respirer que l'émanation infecte et meurtrière du résidu de nos digestions, combien n'en donnera-t-on pas à M. Hallé pour l'activité qu'il a mise dans l'examen de ces mêmes travaux, le discernement avec lequel il en a jugé les résultats, et les détails infiniment utiles dans lesquels il prend delà occasion d'entrer sur la nature du méphitisme des fosses d'aisance (1)?

---

(1) *Recherches* sur la nature et les effets du méphitisme des fosses d'aisance. Imprimé en 1785, par ordre du Gouvernement.

Je passe au traitement applicable à cette espèce d'asphyxie. Voici comment s'exprime M. Hallé, pour déterminer le choix des moyens curatifs. « L'usage, l'expérience aveugle, mais plus sûre quelquefois que tous les raisonnements, a fait adopter aux ouvriers du ventilateur, une méthode qui leur réussit, et qui mérite de notre part quelques réflexions. Ils administrent d'abord les stimulants, comme la raison le veut, mais dès qu'ils voyent que le malade revient un peu à lui, ils l'obligent à avaler quelques cuillerées d'huile d'olive, ils réitèrent, et quand ils jugent que son estomac commence à se soulever, ils lui font avaler un verre d'eau-de-vie; alors viennent les vomissements et les évacuations, et l'homme est sauvé. Ce genre de vomitif leur paraît plus sûr que tout autre. C'est ainsi que nous voyons que l'eau de mélisse spiritueuse aide le vomissement chez ceux dont l'estomac chargé se fatigue par des nausées inutiles ».

La chymie moderne offre dans le gaz acide muriatique oxygéné, un puissant anti méphitique, dont MM. Dupuytren et Thenard ont, en quelque sorte, récemment consacré l'application.

Le résultat de leurs expériences avec ce gaz et l'hydro-sulfure d'ammoniac qu'ils ont reconnu être le principe essentiellement délétère que renferment les fosses d'aisance, permet d'espérer que l'on ne verra plus se renouveller l'effroyable asphyxie dont ce même principe est la cause.

Mais si malheureusement elle se trouvait reproduite par défaut de précautions, on se hâterait de mettre en pratique le conseil salutaire de M. Dupuytren.

Ce médecin, dont tous les moments sont employés à des travaux utiles, prescrit de faire respirer aux malades du gaz acide muriatique oxygéné, mêlé dans de très-petites proportions à l'air atmosphérique, et de leur faire boire une limonade faite avec cet acide.

La société de médecine s'est empressée d'adjoindre à son intéressant collègue M. Dupuytren, MM. Thouret, Chaussier, Hallé, Deyeux, pour procéder à de nouvelles expériences sur les diverses causes du plomb (1),

---

(1) Le mot *plomb* se prend ici pour l'effet des principes dangereux qui se dégagent des matières contenues dans les fosses d'aisance.

et nous ne pouvons que tirer un bon augure de cette réunion de savants, dignes, sous tous les rapports, de l'estime et de la confiance publiques.

Combustions humaines.

Le temps auquel on regardait les combustions humaines comme impossibles, n'est pas encore loin de nous.

Cependant cette espèce de combustion a lieu comme celle de tous les corps susceptibles d'être entiérement dévorés par le feu.

Qu'il me soit permis de hasarder l'explication des causes auxquelles elle paraîtrait se rapporter.

Le calorique, l'oxygène et l'hydrogène, jouent dans l'économie animale un rôle très-important.

Le premier s'y rencontre par-tout; le second se trouve spécialement dans le sang artériel; le troisième dans la substance adipeuse, et le sang veineux.

N'oublions pas le fluide électrique dont la présence s'est manifestée tant de fois par des phénomènes éclatants, et que l'antiquité rangea parmi les plus grands prodiges.

L'auteur de la nature, en introduisant ces mêmes principes dans notre organisation, l'a fait dans de si sages proportions, qu'au lieu d'être autant de moyens de nous détruire, ce sont eux qui nous animent, ce sont eux qui nous vivifient.

Si donc par une honteuse crapule, si par un usage aussi long qu'immodéré du vin, de l'eau-de-vie, du rhum, etc, on se sature en quelque sorte d'hydrogène dont les substances spiritueuses sont presqu'entièrement composées, n'est-il pas certain que toutes les parties du corps devront être parvenues au plus haut dégré de combustibilité ?

La raison semble concourir avec l'expérience à démontrer la possibilité des combustions humaines ; mais comment sont-elles produites ? Est-ce exclusivement par le contact du feu extérieur avec le principe inflammable qui s'échappe des premières voies, des vaisseaux exhalants cutanés, etc. ? ou croira-t-on avec l'un de ces hommes dont le nom seul fait l'éloge ; croira-t-on, dis-je, avec le célebre Lecat, qu'elles puissent encore

avoir

avoir lieu sans cette communication ?

On remarque dans la plupart des observations recueillies sur les combustions humaines que les restes de ceux dont il y est fait mention, ont été trouvés, soit auprès d'une cheminée dans le foyer de laquelle étaient des tisons, soit auprès d'une table où l'on voyait un ou plusieurs chandeliers contenant uniquement les mèches de chandelles que l'on y avait mises, soit enfin auprès d'une chaufferette dont le grillage brûlé ne l'avait sans doute été que par de la tourbe ou du charbon allumés.

On a donc bien sujet de regarder le feu extérieur comme la cause accidentelle du supplice affreux qu'ont éprouvé ces mêmes infortunés.

Mais s'il était vrai que l'on pût citer une seule victime des combustions humaines près de laquelle on n'eut découvert aucune apparence de corps combustible entré en ignition, et dont le contact avec les vêtements, ou les émanations du sujet, aurait entraîné sa perte, quelle objection valable opposerait-on au sentiment de Lecat ?

Ce que fait l'étincelle électrique dans nos cabinets de physique ; pourquoi ne le feraitelle pas aussi sur nous?

On opère avec cette espèce de fluide l'embrasement de l'hydrogène ; pourquoi répugnerait-on à supposer qu'il fut capable de produire le même effet sur le même principe dont les personnes accoutumées à s'enivrer semblent être profondement pénétrées?

En admettant la possibilité d'un pareil phénomène, je cède à mon penchant pour une opinion que je crois plausible, et non au respect, non à l'admiration qu'inspire le génie du grand homme qui la fit paraître au milieu de toutes les lumières de son siècle.

Mais quelque soit la cause essentielle des combustions humaines, quelque puisse être à cet égard la diversité des opinions, au moins ne sera-t-on pas fondé à nier leur existence.

Je n'en veux pour témoin que la promptitude étonnante avec laquelle certains sujets ont disparu par cette ustion particulière, et me contenterai d'en citer deux exemples, les plus recents que je connaisse.

Une vieille femme, d'une des villes de l'état de Massachusett, fut presque réduite en cendres dans l'espace d'une heure et demie, pendant la nuit du 16 Mars 1802.

Une autre, âgée de 68 ans, a subi le même sort, dans la nuit du 23 au 26 Décembre 1804. On pourrait croire qu'elle a été consumée dans un intervale de tems aussi court.

Paris a retenti de ce dernier événement qui s'est passé dans ses murs, et tout le monde a dû lire avec le plus vif intérêt le recit que M. Desmarest en a publié par la voie des journaux.

Cette rapidité des combustions humaines contraste évidemment avec la lenteur que l'on a toujours observée dans l'incendie des corps dont on se faisait un devoir religieux de recueillir les cendres, ou que l'on avait voués aux flammes, pour les punir d'une manière proportionnée aux forfaits dont ils s'étaient souillés.

Loin de nous l'idée si dangereuse et si fausse, de regarder, comme l'ouvrage du crime, un accident qui procède uniquement de la triste passion du vin, à laquelle ont aveuglement sacrifié ceux qu'il efface du nombre des vivants.

Cet accident plongea, dans un chagrin amer, et dans la plus affreuse indigence, l'infortuné Millet. Sa femme qui n'avait porté que trop loin le misérable défaut de l'ivrognerie, fut trouvée, le 20 Février 1725, presqu'entiérement consumée dans sa cuisine à un pied et demi du foyer.

Millet est accusé de l'avoir fait périr; on le condamne à mort; cependant il échappe à ce jugement qu'il n'avait pas mérité, mais aux dépends de sa fortune et de la satisfaction intérieure que procure, à l'homme innocent, l'estime de ses semblables.

Tout me porte à penser que jamais on ne verra commettre une semblable erreur.

Je sais trop honorer les talents pour ne pas rappeller la dissertation que M. P. A. Lair a mise au jour, sous le titre modeste : *d'essai sur les combustions humaines.*

Quoique je ne partage point les doutes de cet estimable auteur sur l'espèce de combustion que Lecat nomme incendie spontané, je ne me flatte pas de penser, à cet égard, mieux que lui; comme aussi je suis loin de croire que j'aie jetté la moindre lumière sur cette question qu'il n'appartient qu'aux hommes les plus savants d'aborder avec l'espoir de la résoudre.

Maladies feintes.

L'intérêt, la méchanceté, la vengeance et la haine, ont fait porter l'imitation de quelques unes des infirmités humaines, au point que l'œil le plus exercé parviendrait difficilement à découvrir l'astuce.

Cet art de feindre, que la vengeance surtout a rendu si fameux, la paresse et les besoins de la vie l'ont également fait essayer en tout temps, en tous lieux.

Qui ne serait tenté de rire en lisant plusieurs histoires rapportées à ce sujet par A. Paré, histoires dont la connaissance peut servir, en excitant la méfiance, à faire éviter quelques embûches ?

Que de maladies simulées pour se soustraire à une honteuse détention, ou retarder l'instant fatal d'un supplice mérité, en un mot, pour conduire à un but quelconque !

Mais je garderai, sur ces misérables ruses, le plus profond silence, ne pouvant le rompre, sans me prêter, en quelque sorte, aux perfides intentions des fourbes sur lesquels je me suis uniquement proposé d'attirer une extrême vigilance.

Rapports judiciaires.

Il me parait aussi impossible, qu'il serait superflu, de donner autant de modèles de rapports, qu'il peut se présenter de sujets de Médecine Légale.

Je me contenterai donc de proposer quelques réflexions à cet égard.

Un rapport médico-légal doit être l'exposition fidele de toutes les particularités qui précèdent, accompagnent et suivent tel accident, ou telle circonstance, relativement auxquels tout Ministre de la santé pourrait être requis par le Magistrat.

Avant tout, le rapporteur déclarera ses

prénoms, nom et titre, l'endroit qu'il habite, l'ordre auquel il obéit, la qualité de celui ou de ceux dont cet ordre est émané, sa date et son objet; le lieu sur lequel il a dû se transporter, le jour et l'heure auxquels il s'y est rendu.

Il terminera son rapport par le développement des conséquences qui dérivent nécessairement des choses qu'il aura entendues, vues, palpées, etc.

Est-il besoin de dire que cette fonction exige non-seulement beaucoup d'habitude et d'instruction, mais encore de la justesse dans les idées, du choix dans les expressions, de la prudence et de l'équité dans les jugements?

On sent encore à quelle responsabilité s'exposerait celui qui, sans avoir toutes ces qualités, se permettrait d'agir et de prononcer, surtout dans une de ces occasions, ou l'accusé se voit menacé de perdre à la fois la réputation et la vie.

Si le médecin ne connait bien toutes les parties qui constituent l'art de guérir, comment pourra-t-il observer, décrire et juger?

S'il n'est sans passions et sans vices, quel sujet de craindre qu'il ne compromette l'innocence, ou ne rende à la société plus d'un coupable !

S'il n'est doué d'un esprit d'ordre, pourra-t-il ne pas omettre plusieurs choses dont le récit ne serait rien moins qu'inutile ?

On peut être appelé pour décider des effets d'un acte de violence, soit qu'il ait, ou qu'il n'ait pas été prémédité.

C'est particulièrement alors que l'on doit se conduire avec réflexion, habileté, méthode, et c'est aussi ce qu'attestera le rapport que l'on est tenu de faire.

On dira donc quels sont le nombre, les dimensions et la forme des instruments avec lesquels aurait été frappé le blessé; s'il y a plaies, qu'elles en sont aussi les dimensions, le siège et la direction; si elles sont, ou ne sont pas compliquées d'inflammation, de fièvre, de douleur aiguë, de gonflement, de contusion, d'hémorragie, de convulsion, de perte de substance, de quelque fragment du corps offensif, etc.; si elles ne coïncideraient pas avec quelque maladie antérieure à l'évènement ;

S'il y a fractures, en quel endroit elles se trouvent; si elles sont simples ou composées, complètes ou incomplètes, compliquées, ou non, de luxation, de déchirement et de quelques uns des accidents dont je viens de parler.

De même on dira les précautions qu'on aura prises pour ne pas aggraver la maladie et le tort du coupable; enfin, tout ce qu'on a jugé à propos de faire pour constater le délit, soulager le malade et déterminer convenablement l'espèce de réparation qu'il est en droit d'exiger du délinquant.

Si le sujet est inanimé, on dira dans quelle attitude on l'a trouvé, avec quelle attention on a fait l'examen de toutes les régions externes du corps, ce que l'on y a remarqué. On ne laissera point ignorer si la disposition du lieu où il était, n'aurait point obligé de le transporter ailleurs. On rendra le compte le plus exact de la manière avec laquelle on a procédé à l'inspection des organes intérieurs; on dira quelles lésions auraient éprouvé un ou plusieurs de ces mêmes organes, si elles sont récentes, et l'effet indubitable d'un attentat, (1) ou si ce ne serait pas autant de traces d'une ancienne maladie.

Je crois devoir me dispenser de tout autre détail, puisqu'en supposant que je n'aie donné, de l'art de faire les rapports, qu'une idée imparfaite, j'y aurai par avance amplement suppléé, en conseillant de méditer les préceptes que M. Chaussier a publiés sur cette importante matière.

---

(1) On conçoit qu'il est du plus grand intérêt de distinguer, s'il se peut, le suicide, de l'assassinat.

TABLE

DES ARTICLES

Contenus dans cet Ouvrage.

Fin de la Table.